Senthamil Selvan Paramadayalan
Ushakumary Santhal
Geetha Ramesh

Estudos macroscópicos e microanatómicos do Proventrículo e da Moela

Senthamil Selvan Paramadayalan
Ushakumary Santhal
Geetha Ramesh

Estudos macroscópicos e microanatómicos do Proventrículo e da Moela

Um estudo sobre a galinha-d'angola (Numida meleagris)

ScienciaScripts

This book is a translation from the original published under ISBN 978-620-8-22404-2.

Publisher:
Sciencia Scripts
is a trademark of
Dodo Books Indian Ocean Ltd. and OmniScriptum S.R.L publishing group

120 High Road, East Finchley, London, N2 9ED, United Kingdom
Str. Armeneasca 28/1, office 1, Chisinau MD-2012, Republic of Moldova, Europe
Printed at: see last page
ISBN: 978-620-3-63117-3

Estudos macroscópicos e microanatómicos do proventrículo e da moela na galinha d'angola *(Numida meleagris)*

Dr. P. Senthamil Selvan,
(Professor Assistente, RIVER)
Dr. S. Ushakumary,
(Professor e Diretor, MVC)
e a Dra. Geetha ramesh
(antigo Professor e Diretor, MVC)

Dedicado

para o meu

Pais

AGRADECIMENTOS

Expresso a minha mais sincera gratidão ao **Dr. S. USHAKUMARY, Ph.D.,** Professor Assistente (SS), Departamento de Anatomia e Histologia Veterinárias e Presidente do Comité Consultivo pela orientação, encorajamento constante e incansável, conselhos construtivos e motivadores e imensa ajuda durante o período deste estudo e preparação da tese.

Expresso a minha extrema gratidão à **Dra. GEETHA RAMESH, Ph.D.,** Professora Associada e Diretora do Departamento de Anatomia e Histologia Veterinárias, membro do Comité Consultivo, pelo excelente e valioso aconselhamento, comentários construtivos e críticos e encorajamento constante ao longo deste estudo.

Estou grato ao **Dr. V. TITUS GEORGE, Ph.D.,** Professor, Departamento de Patologia Veterinária e Membro do Comité Consultivo pelo seu imenso apoio e valiosas sugestões.

Expresso os meus sinceros e sinceros agradecimentos à **Dra. SABIHA HAYATH BASHA, Ph.D.,** Professora Assistente (SS), ao **Dr. S. VENKATASAN. Ph.D.,** e ao **Dr. T.A. KANNAN, M.V.Sc.,** professores assistentes do Departamento de Anatomia e Histologia Veterinárias, pelas suas valiosas sugestões e pelo seu constante encorajamento durante a realização deste estudo.

Os meus profundos agradecimentos ao **Dr. C. THANDAVAMURTHI, Ph.D.,** Professor e Diretor, ao **Dr. M. SIVAKUMAR, Ph.D.,** Professor Associado e

Dr. S. RAMALINGAM, M.V.Sc., Professor Assistente, Departamento de Anatomia e Histologia Veterinária, RAGACOVAS, Pondicherry, pelo seu constante encorajamento, conselhos, ajuda e sugestões no planeamento e conclusão do trabalho.

Estou grato ao **Dr. S. PARAMASIVAN,** bolseiro de doutoramento, ao **Dr. S. SIVAGNANAM,** ao **Dr. P. MENAHA,** ao **Dr. K.P. SURJITH** e ao **Dr. V.P. SUTHAKAR,** bolseiros de PG, pela ajuda e assistência prestadas em tempo útil durante o meu trabalho de investigação.

Estou grato ao **Professor e Diretor da** Poultry Research Station, Nandanam, Chennai, por ter fornecido atempadamente os materiais para o trabalho de investigação.

Os meus agradecimentos são devidos a Thiru. **V. MURUGESAN,** Técnico do Departamento de Patologia e a outros membros do pessoal do Departamento de Anatomia e Histologia Veterinárias pela ajuda prestada no decurso do estudo.

Não encontro palavras para exprimir a minha dívida para com a minha família e amigos por me terem dado força, apoio e coragem para cumprir os requisitos deste estudo.

Estou extremamente grato ao Reitor do Madras Veterinary College por ter disponibilizado as instalações para a realização deste estudo.

Expresso a minha sincera gratidão ao **Senhor Todo-Poderoso** pelas bênçãos concedidas ao longo do período de estudo.

P. SENTHAMIL SELVAN

RESUMO

Foi efectuado um estudo sobre a microanatomia e a anatomia macroscópica do proventrículo e da moela em 36 galinhas da Guiné. Foram selecionadas para o estudo seis aves de cada grupo etário: um dia de idade, uma semana, três semanas, cinco semanas, oito semanas e doze semanas.

O estômago das galinhas-d'angola de todos os grupos etários apresenta uma parte   glandular bem diferenciada (proventrículo) e uma parte muscular (moela) com uma junção estreita entre o proventrículo e a moela. Foram registadas observações morfométricas grosseiras para ambos os órgãos em aves de todos os grupos etários. Foi observado um aumento do peso corporal relativo com um valor máximo na 1st semana.

As peças de tecido do proventrículo, da moela e da junção proventrículo-moela foram colhidas em diferentes fixadores para inclusão de rotina em parafina. Foram utilizadas secções de parafina de 5-6 µm de espessura para técnicas histológicas de rotina e especiais e algumas técnicas de coloração histoquímica. Foram utilizadas secções congeladas, fixadas e não fixadas, de 15-20 µm de espessura para as técnicas de coloração histoquímica.

O proventrículo da galinha-d'angola apresentava as quatro túnicas, nomeadamente a túnica mucosa, a túnica submucosa, a túnica muscular e a túnica serosa, em todos os grupos etários. A túnica mucosa apresentava pregas mucosas revestidas por epitélio colunar simples, lâmina própria com glândulas tubulares simples e uma camada longitudinal única e distinta de muscularis mucosa.

A submucosa estava bem desenvolvida e continha glândulas tubulo-alveolares compostas que drenavam os ductos terciários, secundários e primários. Foram observadas células endócrinas entre as células glandulares das glândulas submucosas. A túnica muscular apresentava uma camada longitudinal interna, uma camada circular média e uma camada longitudinal externa. A túnica serosa era fina e a mais externa.

A moela também possuía as quatro túnicas. Para além destas, foi observado um revestimento interno/coilina, uma camada secretora acima da mucosa. A mucosa era constituída por epitélio de superfície e lâmina própria com glândulas tubulares simples. A mucosa muscularis estava ausente em todas as aves estudadas. A submucosa era formada por tecido conjuntivo frouxo. A túnica muscular era bem desenvolvida, com um único músculo circular no corpo e duas camadas musculares, longitudinal e circular, nos sacos cegos. No tendão, as camadas musculares estavam ausentes e completamente substituídas pelo tecido conjuntivo. A túnica mais externa era a serosa.

A junção proventricular e moela mostrou alterações graduais nas túnicas e possuía as caraterísticas de ambos os órgãos.

Foi feita a localização histoquímica de hidratos de carbono, lípidos e proteínas e de enzimas como a fosfatase ácida, a fosfatase alcalina, a adenosina trifosfatase, a lipase, a desidrogenase succínica e a anidrase carbónica.

ÍNDICE

CAPÍTULO I

INTRODUÇÃO

Nos últimos anos, a criação científica de pintadas tem vindo a ganhar importância na indústria avícola mundial. Na Índia, durante um longo período, são criadas como aves de capoeira ornamentais e de quintal. As galinhas-d'angola são apreciadas e amplamente consumidas, devido ao sabor caraterístico da carne e dos ovos (Ayeni e Ayanda, 1982). A galinha-d'angola possui várias vantagens em relação às aves domésticas, tais como um teor mais elevado de proteínas na carne (28%) (Ayeni, 1983), boa qualidade de conservação dos ovos, elevada resistência às doenças comuns das aves de capoeira (Okaeme, 1983). Tem hábitos alimentares católicos e desempenha um papel no controlo de ervas daninhas e pragas (Skead, 1962).

É provável que a criação intensiva de galinhas-d'angola se acelere, uma vez que o potencial da espécie é uma fonte de carne fácil e rápida (Nwagu e Alawa, 1995). Durante os períodos pós-eclosão, em que ocorre uma mudança no fornecimento de nutrientes da gema para alimentos exógenos, o estômago é o principal órgão a adotar fisicamente com um aumento do seu peso relativo (Jin *et al.*, 1998). Atualmente, um bom conhecimento da anatomia do estômago desta espécie é obrigatório devido ao seu importante papel na digestão e também à escassez de literatura sobre o mesmo.

O aspeto geral do estômago varia consideravelmente entre as diferentes aves e parece ser determinado principalmente pela dieta. O tipo indiferenciado de estômago é caraterístico das espécies carnívoras e piscívoras, enquanto o estômago altamente diferenciado é observado em aves omnívoras, insectívoras, herbívoras e granívoras (McLelland, 1979).

O estômago das aves é constituído basicamente por duas câmaras, o proventrículo e a moela, que são morfológica e funcionalmente diferentes, desempenhando muitas das funções do estômago dos mamíferos.

O proventrículo segrega pepsina e ácido clorídrico, enzimas de várias vias metabólicas e hormonas gastrointestinais que influenciam o consumo de alimentos e a digestão, funciona na decomposição da gordura e é o principal órgão de desintoxicação do cianeto nas aves (Aminlari e Shahbazi, 1994).

A moela é considerada um órgão de compensação para a falta de um aparelho de mastigação. Ajuda na digestão mecânica e actua como um filtro para o material não digerido. É o único local de redução do tamanho das partículas. Funciona como um órgão de armazenamento e um local de digestão proteolítica ácida (Ziswiler e Farner, 1972).

Um estudo sobre a estrutura destes dois órgãos em relação à sua função será importante para compreender o processo e o mecanismo de digestão que, por sua vez, influenciaria a ingestão e a digestibilidade dos alimentos. Por conseguinte, a investigação básica sobre estes órgãos teria um valor de aplicação nas disciplinas veterinárias relacionadas.

O presente trabalho foi realizado com o objetivo de atingir os seguintes objectivos

- Registar a estrutura grosseira e as caraterísticas histomorfológicas do proventrículo e da moela da galinha-d'angola em diferentes grupos etários.

- Estudar a histoquímica das diferentes estruturas do proventrículo e da moela nos grupos etários estudados.

- Correlacionar, na medida do possível, as estruturas com os aspectos funcionais.

CAPÍTULO II

REVISÃO DA LITERATURA

2.   1PROVENTRÍCULO

2.1.   1Anatomia bruta

Bailey *et al.* (1997) afirmaram que o proventrículo da abetarda tinha a forma de um cone e surgia do esófago sem uma demarcação distinta. Na superfície do proventrículo existiam linhas hexagonais ténues, que indicavam a lobulação glandular. Segundo Lambate *et al.* (2002a), o proventrículo da galinha era um tubo alongado, pequeno, fusiforme e de paredes espessas, situado à esquerda do plano mediano.

O comprimento do proventrículo era de aproximadamente 1,3 - 1,5 cm nas codornizes (Fitzgerald, 1969) e 4 cm nas galinhas domésticas (Dyce *et al.*, 1996). O maior diâmetro do proventrículo media aproximadamente 0,7 - 0,8 cm em codornizes (Fitzgerald, 1969) e 2 cm em galinhas adultas (Hodges, 1974). Além disso, Shyla *et al.* (1992) afirmaram que o proventrículo do pato tinha uma extremidade craniana estreita e uma extremidade caudal mais larga, com o maior diâmetro na parte central.

Fitzgerald (1969) descreveu que o proventrículo das codornizes estava relacionado ventralmente com a superfície dorsal do lobo esquerdo do fígado, lateralmente estava adjacente à parede do corpo e ao diafragma toracoabdominal. Dorsalmente, estava coberto pelo diafragma pulmonar e pelos pulmões. Dorsomedialmente, estava relacionado com o baço e, medialmente, era adjacente ao lobo acessório do fígado e à venácia caudal.

De acordo com Nickel *et al.* (1977), o longo eixo do proventrículo das galinhas estava direcionado de craniodorsal e medialmente para caudoventral e

10

lateralmente. Estava relacionado com o saco aéreo abdominal esquerdo e o saco aéreo torácico caudal. Juntamente com o baço, estava alojado numa bolsa do saco visceroperitoneal.

Bezuidenhout (1986) verificou que, na avestruz, o proventrículo ocupava a parte cranial esquerda do abdómen, entre a costela vertebral 7th e o acetábulo.

A superfície interna do proventrículo apresentava um certo número de papilas baixas, largas e macroscopicamente visíveis, projectadas para o lúmen nas galinhas domésticas (McLelland, 1975) e nos patos (Shyla *et al.*, 1992). Nas abetardas, as papilas ocupavam toda a superfície mucosa do proventrículo (Bailey *et al.*, 1997).

2.1. 2Histomorfologia

A parede proventricular das aves é constituída por quatro camadas: a túnica mucosa, a túnica submucosa, a túnica muscular e a túnica serosa no pato doméstico (Das e Biswal, 1967) e na galinha doméstica (McLelland, 1979 e Dhande *et al.*, 2002).

2.1.2.1   Túnica mucosa

Patt e Patt (1969) referiram que, nas aves, a mucosa do proventrículo estava dividida em pregas. Estas dobras eram as plicae e as depressões intermédias eram os sulcos no pato doméstico (Prasad e Kakade, 1990).

Hodges (1974) observou que, nas galinhas domésticas, as plicas não estavam dispostas ordenadamente sobre a superfície da mucosa entre as papilas. No entanto, estavam dispostas em anéis concêntricos à volta da abertura glandular de cada papila nas galinhas domésticas (Frappier, 1998).

De acordo com Ziswiler e Farner (1972), a túnica mucosa do proventrículo das aves é caracterizada por uma abundância de glândulas de dois tipos, as glândulas superficiais e as glândulas profundas. As agregações linfóides na mucosa do proventrículo devem-se à acumulação de linfócitos maduros infiltrados (Gray, 1972).

De acordo com Shyla *et al.* (1992), no pato doméstico, a altura das pregas mucosas do proventrículo variava entre 80-260 micrómetros.

2.1.2.1.1 Epitélio superficial/ de superfície

O epitélio de revestimento do proventrículo era colunar simples na galinha (Kendall, 1947; Hill, 1971; King e McLelland, 1975; Czarnecki, 1977 e Frappier, 1998) e no pato (Prasad e Kakade, 1990). Mas, no pavão, o epitélio colunar estratificado existia em alguns locais (Banubakode *et al.*, 2002).

Shyla *et al.* (1992) verificaram que a altura do epitélio proventricular do pato diminuía em direção à base dos sulcos. As células eram cuboidais na região basal, com núcleo oval a esférico e vesicular e citoplasma espumoso.

Banks (1993) afirmou que o epitélio superficial no proventrículo das galinhas domésticas continuava nas glândulas superficiais.

2.1.2.1.2 Lâmina própria

Nas aves, a camada que se encontrava por baixo do epitélio de superfície e ocupava o centro das pregas mucosas do proventrículo era a lâmina própria (Hodges, 1974).

Calhoun (1954) afirmou que, na galinha, as fibras elásticas aumentavam em quantidade à medida que a ave envelhecia e predominavam na lâmina própria do proventrículo. No entanto, Shyla *et al.* (1992) afirmaram que a lâmina própria do proventrículo do pato era composta apenas por fibras de colagénio, não tendo sido observadas fibras elásticas. Além disso, o tecido linfoide ocorria tanto em formas difusas como agregadas na lâmina própria.

Matsumoto e Hashimoto (2000) observaram que, na lâmina própria da mucosa proventricular das galinhas, a agregação linfocítica ocorria em três locais diferentes, nomeadamente, por baixo do epitélio superficial, perto do orifício do ducto das glândulas proventriculares profundas e no próprio tecido da glândula.

2.1.2.1.2.1 Glândulas superficiais

Kendall (1947) opinou que o epitélio superficial do proventrículo das aves tinha criptas gástricas e que a glândula superficial se estendia a partir delas.

Patt e Patt (1969) referiram que as glândulas superficiais do proventrículo eram glândulas tubulares simples e estendiam-se desde a base dos sulcos até à lâmina própria nas galinhas. As glândulas apresentavam fossas gástricas na sua extremidade e abriam-se entre as pregas da membrana mucosa.

As glândulas eram maioritariamente simples, raramente compostas. O trajeto pode ser reto ou tortuoso. As células epiteliais da glândula eram cuboidais altas a cilíndricas, frequentemente com múltiplas camadas e núcleos redondos ou altamente elípticos (Ziswiler e Farner, 1972).

Imai *et al.* (1991) afirmaram que as glândulas superficiais do proventrículo das galinhas eram glândulas gástricas indiferenciadas e o mesmo tipo de glândulas encontradas nos mamíferos. Estas glândulas eram revestidas por células colunares simples no corpo e na porção basal e continham grânulos finos de pepsinogénio.

Shyla *et al.* (1992) observaram que as células glandulares superficiais do pato eram colunares simples com citoplasma basófilo basal e acidófilo apical. O lúmen da glândula era muito estreito.

2.1.2.1.3 Muscularis mucosa

De acordo com Patt e Patt (1969), a muscularis mucosae no proventrículo das aves tinha duas camadas. A camada interna situada sob as glândulas superficiais era circular. A camada externa, interposta entre as glândulas compostas e a submucosa, era longitudinal.

De acordo com Bradely e Grahame (1950), Banks (1981) e Frappier (1998), a muscularis mucosae no proventrículo das aves era representada por uma única camada de fibras musculares dispersas no interior das glândulas proventriculares profundas. Em contrapartida, Das e Biswal (1967) e Prasad e Kakade (1990) referem que, no pato, a muscularis mucosae se situa no exterior das glândulas proventriculares profundas, em estreita oposição à camada circular interna da túnica muscular.

De acordo com Shyla *et al.* (1992), uma muscularis mucosa distinta estava ausente no proventrículo do pato, à exceção de alguns fios de fibras musculares lisas que passavam para o interior em direção à mucosa a partir da camada longitudinal interna do esófago e se encontravam misturadas com o tecido conjuntivo da lâmina própria.

2.1.2.2 Túnica submucosa

A submucosa no proventrículo das aves era muito reduzida, fina, escassa e pouco desenvolvida (Patt e Patt, 1969; Ziswiler e Farner, 1972 e Banubakode *et al.*, 2002). Tal deveu-se à oposição estreita entre a muscularis mucosa e a camada interna da túnica muscularis na galinha (Hodges, 1974) e no pato (Prasad e Kakade, 1990).

No entanto, Menzier e Fisk (1963), Hill (1971) e Banks (1993) referiram a presença de submucosa por baixo da muscularis mucosae que continha as glândulas profundas do proventrículo das galinhas. O plexo nervoso submucoso também estava presente (McLelland, 1979 e Martinez *et al.*, 2000).

2.1.2.2.1 Glândulas profundas/compostas

Das e Biswal (1967) referiram que, no pato, as glândulas proventriculares estavam presentes na mucosa e o tecido conjuntivo que rodeava as glândulas tinha vasos sanguíneos e nervos. No entanto, Horvath (1974) descreveu que, na galinha, as glândulas profundas se encontravam na submucosa da parede proventricular. Estas glândulas formavam muitos lóbulos redondos ou de forma irregular.

Patt e Patt (1969) opinaram que as glândulas proventriculares profundas das aves podem ser tubulares compostas, túbulo-alveolares e, segundo Ziswiler e Farner (1972), a forma das glândulas proventriculares profundas é muito variável, ou seja, cilíndrica, esférica ou elipsoidal nas aves. Na galinha, eram tubulares compostas e compostas por muitos alvéolos glandulares (Imai *et al.*, 1991).

Toner (1963) opinou que, na galinha, cada lóbulo das glândulas era constituído por numerosos túbulos rectos que irradiavam da cavidade central. Estes túbulos eram revestidos por células oxintico-pepticas e estas células estavam dispostas numa única camada sobre uma membrana basal (Hill, 1971).

De acordo com Menzier e Fisk (1963), em galinha, e Prasad e Kakade (1990), em pato, as células oxintico-pépticas na base dos túbulos eram cuboidais simples.   King e McLelland (1975) registaram que a forma das células oxintico-pépticas, que variava de cuboidal baixa a colunar alongada, dependia do seu grau de atividade funcional nas galinhas. As células adjacentes estavam em contacto direto apenas na sua metade basal, dando assim um aspeto serrilhado à superfície luminal nas aves (Frappier, 1998).

Patt e Patt (1969) observaram que o citoplasma das células era homogéneo e acidófilo. O núcleo das células era redondo e ovoide e a sua posição variava consoante a atividade funcional das células.

Hodges (1974) descreveu que a maioria das células oxintico-pepticas continha um grande número de grânulos secretores esféricos em todas as fases funcionais. Os grânulos de zimogénio predominavam na metade luminal das células oxintico-pépticas (Wight, 1975).

Ziswiler e Farner (1972) referiram que o sistema de ductos do proventrículo das aves era parcial ou totalmente revestido por células epiteliais colunares ou cuboidais dispostas numa ou mais camadas.

De acordo com Wight (1975), os grupos de alvéolos secretores uniam-se para formar um curto ducto terciário comum que se abria na cavidade central do lóbulo. Da cavidade central do lóbulo saía um ducto secundário largo. Os ductos secundários de vários lóbulos uniam-se para formar um ducto primário curto que passava pela papila mucosa e se abria no lúmen.

Yamamoto *et al.* (1996) verificaram que à volta de cada lóbulo das glândulas proventriculares da galinha havia uma bainha perilobular que continha várias camadas de células planas e uma rede elástica. As células planas incluíam miofibroblastos, fibroblastos e algumas células musculares lisas. Os miofibroblastos da bainha podem colaborar com as fibras da rede elástica para evitar o colapso do lóbulo glandular.

Matsumoto e Hashimoto (2000) referiram que as massas linfóides estavam presentes nas glândulas proventriculares profundas da galinha.

2.1.2.3 Outros tipos de células

a. Células endócrinas

Hill (1971) e Horvath (1974) observaram a presença de células argentófilas entre os alvéolos da glândula proventricular em galinhas, que tinham uma forma semelhante a um fio. Okamoto *et al.* (1976) descreveram que, no pato, as células endócrinas eram comuns na parte glandular e não no epitélio de superfície do proventrículo.

Hodges (1981) referiu que as células demonstráveis por técnicas de impregnação com prata eram piramidais ou fusiformes nas aves e estavam situadas principalmente na parte basal do epitélio.

De acordo com Okamoto e Yamada (1981), a maioria das células argirófilas nos lóbulos glandulares eram bipolares, multipolares, de forma alongada, mas algumas tinham forma redonda. Estavam localizadas entre as células epiteliais exócrinas e a lâmina basal. O seu citoplasma nunca alcançava o lúmen. As células endócrinas eram poucas no epitélio superficial e tinham uma forma oval, ocupando a parte basal das células epiteliais.

Mensahbrown e Lawrence (2001) verificaram que as células endócrinas do proventrículo da abetarda de Houbara possuíam normalmente processos apicais que se estendiam ao longo da superfície basal das células adjacentes.

b.   Mastócitos

Valsala *et al.* (1986) afirmaram que o proventrículo do pato estava mais densamente povoado de mastócitos. As células encontravam-se na lâmina própria, logo abaixo do epitélio, à volta dos vasos, à volta do colo das glândulas e entre as glândulas e os feixes musculares.

2.1.2.4 Túnica muscular

A túnica muscular do proventrículo tinha duas camadas, a circular interna espessa e uma camada longitudinal externa fina de músculos lisos nas aves (Calhoun, 1954; Patt e Patt, 1969; Hodges, 1974; Yamamoto *et al.*, 1995), nos patos (Das e Biswal, 1967; Prasad e Kakade, 1990) e nas codornizes (Fitzgerald, 1969). O plexo nervoso mioentérico estava presente entre as camadas musculares do proventrículo nas galinhas (Hodges, 1974; McLelland, 1979 e Martinez *et al.*, 2000).

No entanto, Bradely e Grahame (1960), Nickel *et al.* (1977), Banks (1993), Frappier (1998) em galinhas e Banubakode *et al.* (2002) em pavões, referiram que a túnica muscular era formada por três camadas de músculo liso, uma fina camada longitudinal interna, uma espessa camada circular média e uma camada longitudinal externa muito fina.

2.1.2.5 Túnica serosa

Das e Biswal (1967) e Prasad e Kakade (1990) referiram que a túnica serosa do proventrículo do pato era constituída por uma fina camada de tecido conjuntivo e um revestimento mesotelial.

Shyla *et al.* (1992) afirmaram que, no proventrículo do pato, a camada mais externa da serosa era constituída por tecido conjuntivo frouxo com muitos vasos sanguíneos e nervos, para além de revestimento mesotelial.

2.1.   3Histoquímica

2.1.3.1 Hidratos de carbono

A função protetora do estômago nas aves deve-se à presença de hidratos de carbono neutros, sialossacáridos e sulfossacáridos na sua secreção (Mogilnaia *et al.*, 1978) e constitui uma barreira mucosa resistente (Mogilnaia e BogatyrLia, 1983).

Suganuma *et al.* (1981) referiram que o epitélio de superfície do proventrículo de codornizes japonesas, pombos, pombos-cinzentos e pardais continha predominantemente sulfomucinas. No entanto, as células que revestem a cavidade central do proventrículo continham predominantemente mucosubstâncias neutras e uma pequena quantidade de sialomucinas. Eram ácido periódico de schiff positivo.

Inforzato de Lima e Sasso Wda (1985) observaram que o epitélio glandular superficial do proventrículo do pombo possuía mais sulfoglicoproteínas do que glicoproteínas neutras. Porém, o epitélio de revestimento da cavidade central e dos ductos das glândulas proventriculares profundas possuía mais glicoproteínas neutras do que sulfoglicoproteínas.

Pastor *et al.* (1988) afirmaram que as sialo e as sulfomucinas estavam amplamente distribuídas pelo tubo digestivo das galinhas. Observou glicoproteínas neutras em algumas das células mucosas e sialomucinas nas células superficiais dos segmentos proximal e medial do proventrículo.

Prasad e Kakade (1990) referiram que, no proventrículo do pato, o epitélio superficial, as glândulas superficiais e a camada mucosa de revestimento possuíam mucopolissacáridos fortemente sulfatados. Mas o epitélio sinusal e o epitélio ductular possuíam mucopolissacáridos neutros.

Shyla *et al.* (1992) opinaram que o epitélio de superfície, o epitélio de revestimento da cavidade central e o epitélio ductular na parte anterior e posterior do proventrículo do pato eram positivos para a reação periódica do ácido de Schiff. Ocorreu uma reação supranuclear positiva no epitélio de superfície.

De acordo com Dhande *et al.* (2002), todos os componentes do proventrículo da galinha foram positivos para a coloração com ácido periódico de Schiff e a atividade variou de fraca a intensa.

2.1.3.2   Lípidos

Wight (1975) afirmou que o epitélio de revestimento da cavidade central do proventrículo da galinha continha normalmente poucas gotículas de lípidos. As gotículas de gordura também estavam presentes no epitélio de superfície e no epitélio glandular superficial do proventrículo da galinha (Wight, 1975) e do pato (Shyla *et al.*, 1992).

2.1.3.3 Enzimas

Janowitz *et al.* (1952) e Hersey e High (1971) opinaram que o papel principal da enzima anidrase carbónica na mucosa gástrica era a formação de ácido.

Pochhammer *et al.* (1979) e Anderson *et al.* (1982) verificaram que, no proventrículo da galinha, a anidrase carbónica estava presente e ocorria no citoplasma apical do epitélio de superfície. Foi também observada uma reação positiva para esta enzima no epitélio glandular do proventrículo (Palatroni *et al.*, 1980).

Salem *et al.* (1992) verificaram que as células mucosas e as células glandulares profundas do proventrículo das galinhas domésticas possuíam atividade de adenosina trifosfatase.

Bhattacharya *et al.* (1994) referiram que, no proventrículo das frangas, a succinato desidrogenase (SDH) se concentrava sobretudo no bordo luminal do epitélio de superfície, no epitélio ductular, no epitélio glandular, no material secretório no interior do lúmen e na túnica muscular.

Bhattacharya *et al.* (1994) sugeriram que o epitélio de superfície, o epitélio glandular profundo e o epitélio ductular no proventrículo da galinha tinham atividade de adenosina trifosfatase (ATPase) e fosfatase alcalina (AKPase). A atividade da adenosina trifosfatase era relativamente mais elevada do que a atividade da fosfatase alcalina.

De acordo com Dhande *et al.* (2002), todos os componentes do proventrículo do frango foram negativos para a atividade da fosfatase alcalina e ácida.

2.2 GIZZARD

2.2.1 Anatomia macroscópica

Nas aves, a moela que se segue ao proventrículo é uma estrutura espessa, muscular, achatada, arredondada e biconvexa em forma de disco (McLelland, 1975). Correspondia à porção pilórica de outras espécies (Turk, 1982).

Segundo King e McLelland (1975), a moela das galinhas domésticas situa-se à esquerda da cavidade peritoneal intestinal. Situa-se aproximadamente entre os níveis de 3rd e 14th vértebras lombossacrais nos machos e entre 7th vértebras torácicas e 12th vértebras lombossacrais nas fêmeas.

Nickel *et al.* (1977) referiram que a moela das galinhas domésticas estava relacionada com a superfície dorsal do lobo esquerdo do fígado e contactava parcialmente com o lobo direito. Cranialmente e à direita, estava relacionada com o baço. Caudalmente e à direita, contactava com vários segmentos intestinais. O seu contorno ventral atingia a parede abdominal ventral. Relaciona-se com o ovário nas mulheres.

Hill (1971) afirmou que, nas galinhas, os músculos lisos da moela estavam separados em dois músculos laterais assimétricos (dorsal e ventral) do corpo e dois músculos intermédios (craniodorsal e caudoventral) dos sacos cegos. Estes músculos estavam ligados por uma extensa aponeurose tendinosa.

McLelland (1979) relatou que, nas galinhas, o aspeto interno da moela era revestido por uma membrana endurecida. Esta membrana era lisa nas regiões tendinosas, ao passo que formava cristas longitudinais e transversais nos sacos cegos e cristas longitudinais nos restantes locais.

Fitzgerald (1969) referiu que, nas codornizes, a moela tinha 2,3 - 2,5 cm de comprimento e 1,5 cm de largura. Shyla *et al.* (1994) registaram o peso máximo (58,3 gms) e o comprimento máximo (5,8 cm) da moela aos 75 dias de idade em patos.

2.2.2 Histomorfologia

A parede da moela é constituída por uma túnica mucosa, uma túnica submucosa, uma túnica muscular e uma túnica serosa, para além da camada interna cornificada/koilin nas aves (McLelland, 1979 e Gaikwad *et al.*, 2002).

2.2.2.1 Koilin

De acordo com Kendall (1947), a moela do pombo tem uma espessura quase uniforme, exceto na junção com o proventrículo, onde é fina. Numa galinha adulta, a espessura desta camada variava entre 250-750µm (Olivo, 1947).

Patt e Patt (1969) opinaram que o revestimento da coilina parecia ter uma estrutura lamelar horizontal que continha células epiteliais descamadas ou metrificadas, detritos e pigmentos biliares regurgitados subdivididos por estrias perpendiculares claras. Estas estrias eram bastonetes verticais segregados pelas glândulas da lâmina própria.

Hill (1971) afirmou que, nas aves, o revestimento da moela era constituído por uma secreção filamentosa de células glandulares, células na boca das criptas, epitélio de superfície e células epiteliais de superfície degeneradas. O material queratinoide na moela das aves servia de proteção contra danos provocados por objectos abrasivos ingeridos (Lim e Low, 1977).

McLelland (1979) referiu que, nas aves, as hastes verticais se projectam ligeiramente para além da superfície da cutícula como processo dentado.

2.2.2.2 Túnica mucosa

A mucosa túnica da moela é constituída por epitélio de superfície, lâmina própria sem a muscularis mucosa nas aves (Hodges, 1974).

Das e Biswal (1967) referiram que a membrana mucosa se encontrava dobrada no pato, enquanto Akester (1986) referiu os arcos suaves da membrana mucosa na moela da galinha.

Prasad (1988) afirmou que se observava   uma depressão semelhante às fossas gástricas do estômago dos mamíferos entre as pregas mucosas da moela do pato.

2.2.2.2.1 Epitélio de superfície

Eglitis e Knouff (1962) observaram que, na galinha, as células do epitélio de superfície da mucosa e da boca das criptas eram colunares simples com citoplasma apical granulado.

Hodges (1974) referiu que o epitélio de superfície era constituído por células colunares baixas com núcleos de forma e coloração variáveis. No entanto, Maya e Lucy (1999) registaram que o epitélio de superfície era composto por células colunares altas com citoplasma basófilo basal e citoplasma acidófilo apical nas codornizes.

2.2.2.2.2 Lamina propria

Fitzgerald (1969) afirmou que, nas codornizes, a lâmina própria da moela era constituída por tecido conjuntivo vascular com glândulas tubulares simples, rectas e ramificadas.

Hodges (1974) relatou que, em galinhas, a lâmina própria era obscurecida pelos túbulos glandulares que penetravam através de sua espessura e terminavam na submucosa. As glândulas tubulares simples ocorriam em pequenos grupos, sendo separadas umas das outras pelos septos da túnica própria. No entanto, McLelland (1979) afirmou que as glândulas eram glândulas tubulares ramificadas ou não ramificadas em grupos de 10-30.

Na moela do pato, foram observados alguns mastócitos na lâmina própria (Valsala *et al.,* 1986). Akester (1986) afirmou que, nas aves, as glândulas de um grupo estavam praticamente em contacto umas com as outras, uma vez que não existia tecido conjuntivo entre elas.

De acordo com Maya e Lucy (1999), a lâmina própria das codornizes japonesas era composta por tecido conjuntivo frouxo constituído por colagénio e fibras elásticas observadas entre as glândulas.

Kendall (1947) verificou que as células secretoras das glândulas do pombo eram cuboidais ou colunares baixas, com um núcleo centralizado e um citoplasma acidófilo finamente granular, que era mais visivelmente acidófilo na região distal.

De acordo com Toner (1964), as células principais são o principal tipo de células que revestem o túbulo glandular. Na base e perto da base do túbulo, as células eram de forma colunar baixa a cuboidal com núcleos arredondados e indentados, mas, na região média da glândula, tornaram-se achatadas e os núcleos eram ovais. O citoplasma de grande parte das células principais era basófilo. O fundo da glândula tinha poucas células basais que eram cuboidais com citoplasma de coloração pálida. Estas células basais podem ser as células estaminais das células principais (Toner, 1964 e Ziswiler e Farner, 1972).

Hill (1971) afirmou que figuras mitóticas ocasionais entre as células do fundo representavam a degeneração progressiva das células glandulares.

Yamaguchi *et al.* (1987) detectaram células argirofílicas entre as células dos alvéolos das glândulas.

2.2.2.2.3 Muscularis mucosa

Não havia muscularis mucosa na moela de galinha (Calhoun, 1954) e de pato (Das e Biswal, 1967; Prasad e Kakade, 1992).

Patt e Patt (1969) afirmaram que, nas aves, a muscularis mucosa na moela era escassa. A moela da avestruz tinha uma muscularis mucosae desenvolvida de forma variável, uma caraterística que parecia ser única (Bezuidenhout *et al.*, 1990).

Yamamoto *et al.* (1995) referiram que, nas galinhas, a muscularis mucosa estava presente em todo o estômago, exceto na região dos músculos cranioventral e caudodorsal da moela. No entanto, Frappier (1998) verificou que a muscularis mucosae era descontínua na moela das galinhas.

2.2.2.3 Túnica submucosa

Calhoun (1954) afirmou que a submucosa da moela era uma camada de tecido conjuntivo denso com algumas fibras elásticas, ao passo que, nas galinhas, foi registada como tecido conjuntivo frouxo (Frappier, 1998). No pato, os mastócitos estavam presentes nesta túnica (Valsala *et al.*, 1986).

McLelland (1979) referiu que, a partir da submucosa, os septos de tecido conjuntivo se estendiam até aos interstícios dos túbulos glandulares da lâmina própria e da túnica muscular.

2.2.2.4 Túnica muscular

Hodges (1974) referiu que, na maior parte das secções da moela, estava presente uma única camada muscular nas aves. No entanto, Ziswiler e Farner (1972) e McLelland (1979) observaram uma camada muscular circular interna e uma camada muscular longitudinal externa, mas esta última estava pouco desenvolvida e até ausente em algumas espécies devido à sua perda durante o desenvolvimento embrionário.

McLelland (1975) verificou que, nos sacos cegos, as camadas musculares tinham uma camada longitudinal interna e uma camada circular externa, ao passo que não estavam presentes fibras musculares no centro da aponeurose, que era constituída por tecido conjuntivo regular.

De acordo com Prasad e Kakade (1992), no pato, os extensos septos de tecido conjuntivo estavam presentes entre os feixes musculares da moela. Hill (1971) afirmou que, nas aves, o plexo de Auerbach se situava entre a camada muscular circular espessa e a túnica serosa.

2.2.2.5 Túnica serosa

Nas aves, a moela apresentava uma serosa típica (Patt e Patt, 1969). Nas codornizes , era fina e composta por fibras de colagénio e uma camada superficial de mesotélio (Fitzgerald, 1969).

2.2. 3Histoquímica

2.2.3.1   Hidratos de carbono

Mogilnaia e Bogatyr Lia (1977) afirmaram que a mucina segregada pelo epitélio de superfície da moela das aves continha mucopolissacáridos neutros, sulfo e sialo-sacáridos.

Suganuma *et al.* (1981) referiram que o revestimento interno/coilina da moela de algumas espécies de aves apresentava polissacáridos neutros, enquanto o epitélio de superfície apresentava sulfomucina e o epitélio glandular possuía poucas mucosubstâncias PAS positivas.

Pastor *et al.* (1988) observaram que o lúmen das glândulas propriais na moela de galinha tinha material PAS positivo. De acordo com Gaikwad *et al.* (2002), todos os componentes da moela de galinhas de vários grupos etários possuíam hidratos de carbono e eram positivos ao ácido periódico de Schiff. A atividade variou de fraca a intensa.

2.2.3.2   Proteínas

Mogilnaia e Bogatyr Lia (1977) referiram que o componente proteico das secreções da moela das aves era representado por resíduos de aminoácidos de lisina, cisteína e cistina.

2.2.3.3   Enzimas

Salem *et al.* (1991) referiram que o epitélio glandular da moela de galinha era positivo para a atividade da adenosina trifotase. A atividade era constante nas células basais, ao passo que era fraca e inconstante nas células superficiais e principais.

Mohan *et al.* (1977) afirmaram que a atividade da fosfatase ácida, da fosfatase alcalina e da lipase se localizava na superfície e no epitélio glandular da moela do papagaio, ao passo que Gaikwad *et al.* (2002) referiram que todos os componentes da moela da galinha doméstica eram negativos para a atividade da fosfatase ácida e alcalina.

2. 3JUNÇÃO VENTRÍCULO-MOELA

2.3. 1Anatomia bruta

McLelland (1979) afirmou que o proventrículo e a moela nas galinhas domésticas estavam separados por uma junção estreita da moela proventricular denominada Zona intermedia gastris/ Isthmus, onde a superfície da mucosa não tinha a papila macroscópica do proventrículo no pato (Shyla *et al.*, 1992).

2.3. 2Histomorfologia

Um revestimento interno segregado pelas glândulas tubulares desta junção assemelhava-se ao da moela das aves (McLelland, 1979). A altura das pregas mucosas nesta junção no pato diminuiu gradualmente e as glândulas proventriculares terminaram abruptamente (Shyla *et al.*, 1992).

Ziswiler e Farner (1972) observaram folículos linfóides e glândulas tubulares rectas na lâmina própria da junção proventrículo-moela em galinhas.

McLelland (1979) afirmou que, nas galinhas, a muscularis mucosae estava disposta como uma única camada na junção proventrículo - moela. Espessava-se em direção à moela e emergia com a massa muscular principal da túnica muscular da moela (Hodges, 1974).

Banks (1993) observou que a submucosa desta junção não possuía as glândulas submucosas do proventrículo na junção em direção à moela nas aves.

Yamamoto *et al.* (1995) verificaram que a túnica muscular na junção proventrículo - moela tinha apenas a camada muscular circular interna nas galinhas.

CAPÍTULO III

MATERIAIS E MÉTODOS

3.   1Materiais

Para o presente estudo, o proventrículo e a moela foram colhidos de galinhas-d'angola. As galinhas-da-índia aparentemente saudáveis, seis de cada dia, uma semana, três semanas, cinco semanas, oito semanas e 12 semanas de idade, foram adquiridas na Poultry Research Station, Nandanam, Chennai.

3.   2Métodos

Foram registadas observações anatómicas e morfométricas macroscópicas do proventrículo e da moela das galinhas-d'angola em aves de todos os grupos etários. As peças de tecido colhidas do proventrículo, da junção proventrículo-moela e da moela foram fixadas em diferentes fixadores, conforme necessário, nomeadamente formalina neutra tamponada a 10%, líquido de Bouin e líquido de Zenker.

Os tecidos foram processados para a técnica de rotina de inclusão em parafina. Foram cortadas secções de 5-6 µm de espessura. As secções foram submetidas a métodos de coloração histológica de rotina e especiais e a alguns métodos de coloração histoquímica para detetar mucosubstâncias, mucinas ácidas e neutras, proteínas e aminoácidos.

Para a localização de lípidos, foram utilizadas secções congeladas de tecidos fixados em formalina neutra tamponada a 10%. Para a localização da fosfatase alcalina, da fosfatase ácida e da lipase, foram utilizadas   secções congeladas de tecidos fixados em formol cálcico refrigerado (4° C).

Foram utilizadas secções congeladas de tecidos frescos não fixados para a localização da desidrogenase succínica, da adenosina trifosfatase e da anidrase carbónica. Todas as secções congeladas foram cortadas com 15-20 μm de espessura em crióstato.

3.2.   1Métodos de coloração histológica

1. coloração   padrão de hematoxilina e eosina para secções de parafina (Bancroft e   Stevens, 1996) para observações histológicas de rotina.

2.   método do tricrómio de Masson (Luna, 1968) para o colagénio e as fibras musculares.

3.   método de Weigert para fibras   elásticas (Luna, 1968).

4.   Método de Gomori para o retículo (Luna, 1968).

5. método do ácido fosfotungístico-hematoxilina de   Mallory (PTAH) (Luna, 1968) para o músculo e o colagénio.

6.   Método de Bielchowsky para cilindro de eixo e dendritos (Luna, 1968).

7.   Método de Grimelius para células argirófilas (Grimelius, 1968).

8.   Método da hematoxilina de chumbo para células endócrinas (Solcia *et al.*, 1969).

9   . método de Unna para mastócitos (Luna, 1968).

3.2.   2Métodos de coloração histoquímica

1.   técnica do   ácido   periódico   de   Schiff   (McManus,   1946)   para mucopolissacarídeos.

2. técnica do ferro dialisado de Hale (Hale, 1946) para as mucinas ácidas e neutras.

3.   método de Ninidrina-Schiff para grupos amino (Yasuma e Itchikawa, 1953).

4.   reação de ferricianeto férrico (Kiernan, 1990) para a cisteína.

5.   Método do "O" vermelho de óleo para os lípidos (Bancroft e Stevens, 1996).

6. Método de cobalto da fosfatase alcalina de Gomori (Singh e Sulochana, 1996) para a atividade da fosfatase alcalina.

7. Método de Gomori para a atividade da fosfatase ácida (Singh e Sulochana, 1996).

8. atividade da adenosina trifosfatase (Bancroft e Stevens, 1996).

9. método Tween para a atividade da lipase (Gomori, 1952).

10. localização da desidrogenase succínica (Singh e Sulochana, 1996).

11. atividade da anidrase carbónica (Stoward, 1991).

3.2.3 Micrometria

Utilizando o oculómetro, foram registadas as seguintes medidas.

1. Altura das plicas no proventrículo de todos os grupos etários   em estudo.

2 - Espessura da túnica mucosa, da túnica submucosa e da túnica muscular no proventrículo de todos os grupos etários.

3. espessura do revestimento interno (coilina), túnica mucosa e túnica submucosa na moela de galinhas-d'angola de todos os grupos etários.

A média   aritmética e o erro padrão dos dados registados foram calculados de acordo com Snedecor e Cochran (1989).

CAPÍTULO - IV

OBSERVAÇÕES

4.1   PROVENTRÍCULO

4.1.   1Anatomia bruta

O proventrículo da galinha-d'angola era um tubo   alongado, fusiforme e de paredes espessas, de tamanho apreciável, mas mais pequeno do que a moela. Nascia do esófago sem qualquer demarcação distinta e estendia-se até à moela (placa 1).

A posição do proventrículo era para a esquerda do plano mediano, entre os lóbulos do fígado. O seu longo eixo inclinava-se da direita para a esquerda. Estendia-se aproximadamente entre os níveis de 6th vértebra torácica e 2nd vértebra lombossacra nas fêmeas. Nos homens, estendia-se entre 5th vértebras torácicas e 1st vértebra lombossacra.

O proventrículo da galinha d'angola estava relacionado dorsalmente com os pulmões e ventralmente com a superfície dorsal dos lobos direito e esquerdo do fígado. Dorsomedialmente, relacionava-se com o baço e, medialmente, era adjacente à venácia caudal e ao processo intermediário do fígado (placa 1). Lateralmente, relacionava-se com os sacos aéreos torácico caudal esquerdo e abdominal esquerdo e com a parede do corpo.

O peso do proventrículo foi de $0,28\pm0,01$ gms a $2,91\pm0,06$ gms entre o dia de vida e as 12 semanas de idade (Tabela I). O peso relativo do proventrículo em relação ao peso corporal foi máximo na 1st semana de idade (Tabela I).   O comprimento do proventrículo variou de $1,42\pm0,05$ cm a $3,42\pm0,08$ cm entre um dia e 12 semanas de idade (Tabela I). Os diâmetros cranial, médio e caudal do proventrículo mediram de $0,29\pm0,01$ cm a $0,56\pm0,02$ cm, de $0,56\pm0,02$ cm a $1,23\pm0,04$ cm e de $0,45\pm0,02$ cm a $0,78\pm0,03$ cm, respetivamente, do dia à 12ª semana de idade (Tabela I).

32

A superfície externa do proventrículo apresentava linhas hexagonais ténues, indicando lobulação glandular. A superfície interna do proventrículo apresentava um certo número de papilas baixas, largas e macroscopicamente visíveis, projectadas para o lúmen. As papilas ocupavam toda a superfície da mucosa do proventrículo (placa 2).

4.1.2 Histomorfologia   e Histoquímica

O proventrículo da galinha-d'angola era constituído por túnica mucosa, túnica submucosa, túnica muscular e túnica serosa em todos os grupos etários do presente estudo (placa 3).

4.1.2.1 Túnica mucosa

A túnica mucosa ou membrana mucosa era composta por epitélio de superfície, lâmina própria e muscularis mucosae. A membrana mucosa do proventrículo da galinha d'angola estava dividida em numerosas placas ou pregas de altura variável (placa 3). As pregas curtas variavam entre 62,3 ±1,8μm e 238,9±4,2μm de altura, respetivamente, entre o dia de vida e as 12 semanas de idade (Quadro II). As pregas altas variaram de 205,4±5,2μm a 525,8±5,4μm entre o dia de vida e as 12 semanas de idade, respetivamente (Quadro II). Foram observadas fossas ou criptas gástricas entre as plicas ou pregas. A espessura da túnica mucosa variou de 272,4±5,3μm a 703,7±4,7μm entre o dia de vida e as 12 semanas de idade (quadro II).

4.1.2.1.1 Epitélio de superfície

Nos grupos etários estudados, o epitélio de superfície que reveste as plicas e as criptas era constituído por epitélio colunar simples (Pálida 4). A altura das células colunares parece diminuir em direção à base das plicas. As células colunares possuíam um citoplasma acidófilo espumoso claro. Possuíam um núcleo vesicular que variava na sua posição: basal, central e apical.

Os grânulos de mucina   ácido periódica de Schiff positivos foram encontrados na área supra nuclear da célula, sendo estes grânulos mais abundantes nas células que revestem a parte apical das plicas do que nas células que revestem os sulcos (placa 5). As células colunares do epitélio de superfície apresentaram uma reação positiva tanto para a mucina neutra como para a mucina ácida. Na técnica de Hale, a camada mucosa sobre as plicas apresentava uma reação mais intensa à mucina ácida (Placa 6). Nalguns locais, foram encontrados aglomerados de células desintegradas entre a camada mucosa e as plicas.

Foram observadas   muito poucas células positivas para prata e hematoxilina de chumbo entre as células colunares regulares do epitélio de superfície. As células positivas para a impregnação com prata tinham forma fusiforme e o citoplasma continha grânulos grosseiros positivos para a prata, com o núcleo colocado centralmente (placa 7). As células positivas para hematoxilina de chumbo tinham uma forma oval a elíptica. Observavam-se grânulos grosseiros no citoplasma e o núcleo estava excêntrico na sua posição. (Placa 8). Ambos os tipos de células foram observados entre as células colunares do epitélio de superfície e a membrana basal.

O epitélio de superfície apresentou uma reação positiva ligeira para os lípidos (placa 9). As reacções para a fosfatase alcalina (placa 10) e a lipase (placa 11) foram ligeiras. A atividade da fosfatase ácida no epitélio de superfície foi mais intensa nas aves com 8 e 12 semanas de idade (placa 12) do que nas aves com um dia a 5 semanas. A atividade da adenosina trifosfatase foi intensa no epitélio de superfície (placa 13). A reação para a desidrogenase succínica foi quase negativa (placa 14). Foi observada uma reação moderada para a anidrase carbónica no epitélio de superfície (placa 15).

4.1.2.1.2 Lâmina própria

Em todos os grupos etários, a lâmina própria do proventrículo da galinha d'angola era composta por tecido conjuntivo frouxo e altamente vascularizado. As fibras do tecido conjuntivo incluíam colagénio (placa 16), reticulares (placa 17) e algumas fibras elásticas. Continha fibroblastos, linfócitos, glóbulos vermelhos e mastócitos.

Na lâmina própria, os linfócitos estavam dispostos em duas formas: difusa e agregada. A forma difusa foi observada em toda a lâmina própria, enquanto que a forma agregada/nodular do tecido linfoide foi observada apenas na base das pregas (placa 16). Verificou-se que a ocorrência e o tamanho dos nódulos linfáticos agregados aumentaram entre as 3 e as 12 semanas de idade. No entanto, a forma agregada não foi observada no dia de vida e na 1st semana de idade. A parte profunda da lâmina própria continha glândulas (glândulas propriais).

4.1.2.1.2.1 Glândulas proprioceptivas

As glândulas propriais do proventrículo da galinha-d'angola eram glândulas tubulares simples de tamanhos variáveis (placa 4). As células que revestem as glândulas eram de tipo cuboidal simples com citoplasma acidófilo espumoso. O núcleo destas células variava em posição, desde central a basal. Entre as células glandulares, estavam presentes células endócrinas positivas para prata e células endócrinas positivas para hematoxilina de chumbo. Estas células ocupavam a região basal do epitélio glandular. As glândulas estavam rodeadas por fibras de tecido conjuntivo, predominantemente de colagénio.

O material PAS positivo estava presente no lúmen e no bordo luminal das glândulas propriais (placa 5). Na técnica de Hale, observou-se uma reação positiva para mucinas neutras na porção apical das células glandulares, ao passo que o bordo luminal/apical apresentou uma reação mais intensa para mucinas ácidas (placa 6).

As células das glândulas proprias apresentaram uma reação moderada para os lípidos, a fosfatase alcalina e a fosfatase ácida. No entanto, verificou-se uma reação intensa para a adenosina trifosfatase (placa 13) e a desidrogenase succínica (placa 14).

4.1.2.1.3 Muscularis mucosae

A muscularis mucosae no proventrículo da galinha d'angola era distinta em todos os grupos etários como uma única camada longitudinal. As fibras do tecido conjuntivo, especialmente as fibras de colagénio e as fibras reticulares, foram observadas entre os feixes musculares. As fibras do tecido conjuntivo e as fibras musculares lisas da muscularis mucosae estendiam-se à lâmina própria e à submucosa (placa 16).

4.1.2.2   Túnica submucosa

Era distinta e constituída por tecido conjuntivo frouxo, e também possuía as glândulas submucosas (placa 16). A espessura da submucosa no proventrículo da galinha d'angola variou de 702,4±6,5µm a 2419,8±8,8 µm entre o dia de vida e as 12 semanas de idade, respetivamente (Tabela II).

4.1.2.2.1 Glândulas submucosas

Nos grupos etários estudados, as glândulas eram tubuloalveolares compostas com tamanhos e formas variados, nomeadamente redondas, ovais, cilíndricas, elípticas e triangulares. Os lóbulos estavam separados uns dos outros por fibras de tecido conjuntivo de colagénio e algumas fibras elásticas. Foram observados mastócitos nos septos de tecido conjuntivo

(Placa 18) juntamente com miofibroblastos e fibroblastos. No interior dos lóbulos, cada unidade secretora/alvéolo estava rodeado por fibras de tecido conjuntivo predominantemente de fibras de reticulina (placa 17) com muito poucas fibras de colagénio.

Foram observadas agregações linfocíticas mais perto da cavidade central dos lóbulos das glândulas submucosas (placa 19). Estes nódulos estavam ausentes nas aves com um dia a 5 semanas de idade e a sua ocorrência foi registada nas aves com 8 a 12 semanas de idade.

4.1.2.2.1.   1Epitélio glandular

A célula glandular tinha uma forma cuboidal a colunar baixa. Em direção ao ducto, em alguns locais, foram também observadas algumas células colunares altas. As células glandulares estavam livres na sua superfície apical e ligadas na sua base às células vizinhas, formando uma estrutura em forma de fila (placa 20). O citoplasma das células possuía grânulos eosinofílicos de coloração escura. Em alguns locais, os grânulos citoplasmáticos das células estavam distribuídos de forma irregular. A porção basal das células apresentava grânulos levemente corados, enquanto a porção apical apresentava grânulos densos com coloração escura. O núcleo era esférico e ocupava o centro da célula. Os grânulos de mucina estavam ausentes.

Foram observadas células endócrinas positivas para hematoxilina   com chumbo e prata no epitélio glandular das glândulas submucosas. As células positivas para hematoxilina com chumbo eram ovais a elípticas. Continham grânulos de coloração escura numa das extremidades da célula. O núcleo era oval, grande e excêntrico. Estavam presentes sobretudo na base das células glandulares, repousando sobre a membrana basal (placa 21). A sua ocorrência era menor do que a das células positivas para a prata.

As células positivas para a prata eram redondas, ovais e fusiformes, com processos citoplasmáticos simples (unipolares), duplos (bipolares) (placa 22) e mais de dois (multipolares). O citoplasma continha grânulos grosseiros. As células estavam localizadas mais perto da membrana basal das células glandulares. Estavam concentradas principalmente na periferia dos lóbulos, embora também fossem observadas em direção ao lúmen da glândula submucosa.

As células epiteliais glandulares apresentaram uma reação ligeira para a fosfatase alcalina, a lipase e a anidrase carbónica. A reação para os lípidos foi moderada. No entanto, observou-se uma reação intensa para a fosfatase ácida (placa 12), a adenosina trifosfatase (placa 13) e a desidrogenase succínica (placa 14) em todos os grupos etários.

4.1.2.2.1.2   Epitélio ductal

As glândulas submucosas esvaziavam as suas secreções através de ductos terciários, secundários e primários para o lúmen do proventrículo (placa 23). Todos estes ductos eram revestidos por epitélio estratificado cuboidal a columelar estratificado. Entre as células ductais, também foram observadas algumas células positivas para hematoxilina de prata e chumbo. O lúmen dos ductos apresentava células desintegradas em alguns locais.

As células ductais apresentaram uma reação positiva para o PAS no seu bordo apical. Na técnica de Hale, observou-se uma reação positiva para a mucina neutra na parte apical da célula, enquanto o bordo apical apresentou uma reação positiva para a mucina ácida (placa 23).

Observou-se uma reação ligeira para os lípidos e a desidrogenase succínica. A reação para a fosfatase alcalina, a fosfatase ácida, a lipase, a adenosina trifosfatase e a anidrase carbónica foi mais intensa nas células ductulares do que nas células glandulares submucosas.

4.1.2.3   Túnica muscular

A túnica muscular no proventrículo da galinha d'angola era constituída por três camadas: longitudinal interna fina, circular média espessa e longitudinal externa muito fina (placa 19) em todos os grupos etários. Observaram-se fibras do tecido conjuntivo, especialmente colagénio, entre as camadas musculares. Também foi observada uma rede de fibras reticulares entre as camadas musculares.

A espessura da camada longitudinal interna variou de 24,8±1,2µm a 79,7±1,4 µm entre um dia e 12 semanas de idade (Tabela II). A espessura desta camada adjacente à região interlobar das glândulas submucosas foi maior do que nas outras regiões (placa 19). A espessura da camada circular média variou de 34,8 ± 0,7µm a 129,9 ± 2,2 µm entre o dia de vida e as 12 semanas de idade

(Tabela II). A espessura da camada longitudinal externa mediu de 5,8±0,2µm a 15,4±0,3µm entre o dia de vida e as 12 semanas de idade, respetivamente (Quadro II). Entre as camadas musculares, também foram observados plexos nervosos (placa 19). A túnica muscular foi positiva para a atividade da adenosina trifosfatase.

4.1.2.4 Túnica serosa

Consiste numa fina camada de tecido conjuntivo predominantemente de colagénio e poucas fibras   elásticas e vasos sanguíneos com um revestimento mesotelial externo (placa 19).

4.2 MOELA

4.2. 1Anatomia bruta

Entre as faixas etárias estudadas, as variações foram observadas apenas no peso relativo e na morfometria da moela. A moela da galinha d'angola, que acompanhava o proventrículo, era um órgão espesso, musculoso, achatado, arredondado e biconvexo, em forma de disco, maior em tamanho do que o proventrículo (Figura 24). Situa-se à esquerda da cavidade corporal e estende-se em direção ao plano mediano.

O peso da moela foi de 1,57±0,06gms a 20,93±0,35gms entre o dia de vida e as 12 semanas de idade (Tabela III). O seu peso relativo foi máximo na primeira semana de idade. O comprimento, a altura/diâmetro e a espessura da moela mediram de 1,74±0,042 cm a 3,85±0,057, 1,88±0,04 cm a 4,1±0,047, 0,98±0,03 cm a 2,42±0,04 cm, respetivamente, do dia de vida às 12 semanas de idade (quadro III).

As superfícies laterais da moela eram convexas com um centro tendinoso brilhante. Estas superfícies laterais estavam ligadas por duas cristas (dorsal e ventral) e por dois sacos cegos: cranial e caudal. O saco cego cranial sobressaía da extremidade cranial da moela e, à sua esquerda, abria-se o proventrículo. A abertura para o duodeno foi observada no lado medial do saco cego cranial à sua direita (placa 24).

O saco cego caudal sobressaía da extremidade caudal da moela e estava quase em contacto com a parede do corpo, bem atrás do esterno (placa 1). A moela estendia-se aproximadamente entre os níveis de 2nd vértebra lombossacra e 12th vértebra lombossacra nas fêmeas. Nos machos, situava-se entre os níveis de 1st vértebra lombossacra e 12-13th vértebra lombossacra.

Cranialmente e à esquerda, a moela estava relacionada com a superfície dorsal do lobo esquerdo do fígado e, à direita, com a vesícula biliar, o baço e o lobo direito do fígado (placa 1). Caudalmente e à esquerda, relacionava-se com o saco aéreo abdominal esquerdo e com a parede do corpo. À sua direita, relacionava-se com os segmentos intestinais como o duodeno, o ceco e o íleo. O seu contorno ventral tinha um contacto mais extenso com o esterno e atingia a parede abdominal ventral. A parte anterior da moela estava relacionada com o ovário nas fêmeas.

Os músculos da moela eram de cor escura e bem desenvolvidos. Foram observados dois músculos laterais grossos do corpo (dorsal e ventral) e dois músculos intermédios finos dos sacos cegos (craniodorsal e caudoventral). Ambos os músculos laterais da moela eram assimétricos (placa 24).

Um tendão bem desenvolvido estava estreitamente ligado aos músculos da moela. Era mais espesso no centro e mais fino na direção da superfície lateral (placa 24). O lúmen da moela era maior do que o do proventrículo e tinha a forma de um "S" (placa 2). A parte interna da moela era revestida por uma membrana mais dura, de cor amarela a verde. A membrana era lisa na região do tendão, mas possuía cristas transversais e longitudinais nos sacos cegos e apenas cristas longitudinais nas restantes regiões (placa 2).

4.2.2Histomorfologia   e Histoquímica

A parede da moela da galinha-d'angola era constituída por túnica mucosa, túnica submucosa, túnica muscular, túnica serosa, para além de um revestimento interno (coilina) acima da túnica mucosa em todos os grupos etários (placa 25).

4.2.2.1 Revestimento interior / Koilin

Um revestimento interno bem desenvolvido ou coilina, o material secretor foi observado como hastes verticais dos túbulos glandulares da lâmina própria da moela. Estas hastes verticais do revestimento interno foram comprimidas para formar lamelas horizontais, dando uma aparência estriada. A estrutura lamelar horizontal continha células descamadas como detritos. As hastes verticais projectavam-se em direção ao lúmen e na extremidade possuíam processos dentados (processo semelhante a um dente/processo ondulante) (placa 25). A espessura do revestimento interno variou de 209,7 ± 6,1 µm a 372,3 ± 4,0 µm entre um dia e 12 semanas de idade (Tabela IV).

O revestimento interno da moela apresentou uma reação positiva ao ácido periódico de Schiff (placa 26). Na reação de Hale, a coilina reagiu tanto para as mucinas ácidas como para as neutras, mas predominantemente para a mucina ácida (placa 27). A coilina vertical, retida entre o epitélio de superfície, apresentou uma reação positiva à mucina neutra. No entanto, a reação à ninidrina-schiff e ao cistieno foi ligeira. Apresentou coloração azul na coloração de PTAH e coloração vermelha no tricrómio de Masson.

A atividade da lipase estava localizada na coilina. No entanto, a atividade de outras enzimas como a fosfatase alcalina, a fosfatase ácida, a desidrogenase succínica e a adenosina trifosfatase foi negativa.

4.2.2.2 Túnica mucosa

A mucosa túnica da moela da galinha d'angola era composta por epitélio de superfície e lâmina própria com glândulas. A muscularis mucosae estava ausente em todos os grupos etários (placa 25). A espessura da túnica mucosa variou de 342,5±6,7μm a 446,4±4,1μm entre o dia de vida e as 12 semanas de idade (Quadro IV).

4.2.2.2.1 Epitélio de superfície

O epitélio de superfície da moela da galinha-d'angola foi lançado em arcos baixos/dobras mucosas baixas que continuaram imediatamente para baixo para formar fossas gástricas nas quais as glândulas da lâmina própria se abriram. O cume dos arcos era revestido por epitélio colunar simples que continuava para baixo como epitélio cuboidal simples. Possuía um núcleo oval, localizado na base, com citoplasma eosinofílico homogéneo. O epitélio de superfície de alguns arcos apresentava alterações degenerativas, onde as células e os núcleos celulares estavam aglomerados, com coloração escura e condensados. As células descamadas/degeneradas estavam localizadas dentro da coilina, acima dos arcos do epitélio de superfície (placa 28). As células endócrinas coráveis com hematoxilina de chumbo e prata não foram observadas no epitélio de superfície que reveste os arcos.

As células do epitélio de superfície foram positivas ao PAS (Placa 26) enquanto que, na técnica de Hale, foi observada uma reação mais intensa para a mucina neutra (Placa 27). Estas células na sua porção apical apresentaram uma reação positiva para a ninidrina-schiff. A atividade da fosfatase ácida foi mais pronunciada no epitélio de superfície das aves com 8 e 12 semanas de idade do que nos grupos etários do dia às 5 semanas (placa 29). A atividade da fosfatase alcalina e da adenosina trifosfatase (placa 30) foi intensa. No entanto, a atividade da desidrogenase succínica era ligeira. A atividade da lipase estava completamente ausente.

4.2.2.2.2 Lamina propria

A lâmina própria da moela era composta por tecido conjuntivo frouxo predominantemente de colagénio (placa 31) com poucas fibras   reticulares   com os componentes celulares que, por sua vez, incluíam fibroblastos, eosinófilos, glóbulos vermelhos, linfócitos e mastócitos. Também possuía glândulas.

As glândulas eram simples, rectas, ramificadas e tubulares com um colo, um corpo e um fundo expandido. As glândulas estavam separadas na base em grupos de um a muitos. Entre os números individuais do grupo, notavam-se fibras de tecido conjuntivo, especialmente de colagénio (placa 31). Estas glândulas abriam-se na cripta.

As células que revestem as criptas eram principalmente de tipo cuboidal com citoplasma eosinofílico e núcleo oval a esférico no centro, enquanto as das glândulas eram de tipo cuboidal baixo. Estas células glandulares possuíam um núcleo esférico com nucléolos simples e ocupavam a maior parte da célula. O citoplasma era homogéneo e basófilo.

No fundo da glândula, foram observadas   algumas   células   cuboidais comparativamente maiores do que as células glandulares, com citoplasma ligeiramente corado e um núcleo maior. Nalguns locais, foram também observadas células com dois núcleos (mitóticos) entre estas células (placa 32). As células que revestem as criptas apresentaram uma reação ligeira ao ácido periódico de Schiff, que se tornou gradualmente negativa. As células do fundo do olho não apresentaram qualquer reação positiva ao ácido periódico de Schiff, mas o lúmen das glândulas continha material positivo para o ácido periódico de Schiff (placa 26). O lúmen das criptas apresentou reatividade positiva tanto para as mucinas ácidas como para as neutras, mas com predominância de mucina neutra, enquanto o lúmen das glândulas apresentou reação positiva apenas para a mucina neutra (placa 27). Foi observada uma reatividade ligeira para a ninidrina-schiff no material secretor do lúmen das criptas e das glândulas.

As células positivas para hematoxilina de chumbo estavam distribuídas de forma desigual no epitélio glandular, uma vez que a ocorrência dessas células foi observada principalmente nas glândulas mais profundas (Placa 33). Estas células variavam em tamanho e forma. A maioria das células com hematoxilina de chumbo era maior do que as células glandulares e a sua forma era oval, redonda e fusiforme. Algumas células também possuíam um processo citoplasmático que dava a aparência de estrelado (placa 33). O citoplasma das células variava em termos de coloração, desde uma coloração clara até uma coloração escura. Além disso, a posição do núcleo variava de central a excêntrica. As células positivas para prata raramente eram vistas no epitélio glandular.

A atividade da fosfatase ácida foi mais intensa nas criptas e nas glândulas das aves com 8 e 12 semanas do que nas aves com um dia a cinco semanas de idade. As células que revestem a parte superior das criptas e o fundo das glândulas apresentaram uma reação positiva para a adenosina trifosfatase (placa 30). No entanto, a atividade da desidrogenase succínica e da fosfatase alcalina foi ligeira no epitélio da glândula e   da cripta. Foi observada uma reação negativa para a lipase nas células da glândula e da cripta.

4.2.2.3   Túnica submucosa

A submucosa é constituída por tecido conjuntivo frouxo, predominantemente de colagénio. As fibras   de   tecido   conjuntivo, especialmente de colagénio, estendiam-se desta camada para a lâmina própria e para a túnica muscular (placa 31). Na lâmina própria, rodeavam as glândulas. A espessura desta camada variou de 77,4±1,4µm a 152,3±3,0µm entre o dia de vida e as 12 semanas de idade (quadro IV).

4.2.2.4 Túnica muscular

A túnica muscular era bem desenvolvida, embora a sua espessura não pudesse ser acomodada num único campo microscópico sob baixa potência. Era constituída por uma única camada muscular circular no corpo da moela (placa 31). Entre os feixes musculares, notavam-se também   as fibras   de   colagénio intervenientes. Neste tecido conjuntivo, foram encontrados poucos vasos sanguíneos e plexos nervosos. Nas regiões dos sacos cegos cranial e caudal da moela, observou-se uma camada adicional de músculo longitudinal interno fino, juntamente com a camada muscular circular espessa regular (placa 34).

Na junção músculo-tendão, os feixes musculares formavam um ângulo com os feixes de colagénio. No centro   tendinoso da moela, a túnica muscular estava completamente ausente e foi substituída por fibras de tecido conjuntivo predominantemente de colagénio (placa 35). Observavam-se grandes plexos nervosos na periferia da camada muscular adjacente à serosa (placa 36). As fibras musculares da túnica muscular apresentavam uma reação positiva para a adenosina trifosfatase (placa 30).

4.2.2.5 Túnica serosa:

A serosa da moela da galinha d'angola era constituída por uma fina camada de tecido conjuntivo, predominantemente de fibras   de colagénio. Continha vasos sanguíneos e um revestimento mesotelial externo.

4.3   PROVENTRÍCULO - JUNÇÃO DA MOELA

4.3.1   Anatomia macroscópica

Na galinha d'angola, a junção proventrículo-moela estava presente entre o proventrículo e a moela, e o proventrículo abria-se no saco cego cranial da moela. A superfície interna desta junção não apresentava a papila macroscópica do proventrículo e o revestimento interno da moela (placa 2).

4.3.2 Histomorfologia

Na junção proventrículo-moela da galinha-d'angola, as pregas ou plicas da mucosa do proventrículo continuaram na junção juntamente com as glândulas submucosas, mas uma fina camada de coilina começou a aparecer sobre as plicas. As plicas foram gradualmente reduzidas em altura e substituídas por arcos/pregas do epitélio de superfície em direção à moela (placa 37).

As glândulas próprias do proventrículo foram gradualmente substituídas pelas glândulas da moela. A espessura da muscularis mucosae diminui. As fibras musculares da muscularis mucosae começaram a aparecer como cordões musculares descontínuos/interrompidos e fundiram-se gradualmente com a camada muscular longitudinal interna dos sacos cegos da moela (placa 37).

As glândulas submucosas diminuíram gradualmente de tamanho e desapareceram completamente. Observou-se uma redução da espessura da submucosa na direção da moela. A túnica muscular desta junção possuía duas camadas musculares espessas, a saber, a longitudinal interna e a circular externa, uma vez que se encontrava na direção do saco cego cranial da moela. A espessura da túnica muscular aumentou gradualmente em direção à moela. Muitos plexos nervosos grandes foram encontrados abaixo do músculo circular externo adjacente à túnica serosa.

CAPÍTULO - V

DEBATE E CONCLUSÃO

5.1 ANATOMIA MACROSCÓPICA DO PROVENTRÍCULO E DA MOELA

O estômago da pintada é constituído por um proventrículo e uma moela distintos, que se diz serem estrutural e funcionalmente diferentes, como sugerido por Patt e Patt (1969) nas aves. A terceira parte do estômago, ou seja, a parte pilórica, presente entre a moela e o duodeno no pelicano, no pinguim, em alguns patos e gansos, tal como observado por King e McLelland (1975), não é observada na pintada.

O proventrículo da pintada era um tubo alongado, fusiforme e com paredes espessas, semelhante ao da galinha (Lambate *et al.*, 2002a). No presente estudo, o proventrículo era mais pequeno do que a moela, ao passo que a avestruz apresenta um proventrículo muito grande e uma moela mais pequena. No entanto, no pato-pau, o proventrículo é muito reduzido em tamanho, sendo mesmo difícil de distinguir externamente (McLelland, 1979). O proventrículo altamente distensível é referido em albatrozes, cegonhas e gaivotas (King e McLelland, 1975), enquanto Bailey *et al.* (1997) referem um proventrículo em forma de cone nas abetardas.

A relação do proventrículo com outros órgãos internos era semelhante à das galinhas, tal como referido por Nickel *et al.* (1977). A posição do proventrículo variava consoante o sexo. Nos machos, estendia-se entre 5th vértebra torácica e 1st vértebra lombossacra e, nas fêmeas, estendia-se entre os níveis de 6th vértebra torácica e 2nd vértebra lombossacra. Contudo, nas galinhas domésticas, o proventrículo estendia-se entre os níveis de 5th vértebras torácicas e 3rd vértebras

48

lombossacrais nos machos e entre 4th e 7th vértebras torácicas nas fêmeas (McLelland, 1975).

No presente estudo, o peso e o comprimento do proventrículo aumentaram desde o dia de nascimento até às 12 semanas de idade. No entanto, o peso relativo do proventrículo foi máximo com uma semana de idade, o que está de acordo com a opinião de Nitsan *et al.* (1991) em galinhas e de Jin *et al.* (1998) em pintos e perus, em que o peso do trato gastrointestinal e do proventrículo é relativamente maior durante a primeira semana pós-eclosão.

No presente estudo, a superfície interna do proventrículo apresentava numerosas papilas ou projecções macroscópicas, tal como referido na codorniz (Fitzgerald, 1969), na galinha doméstica (McLelland, 1975 e Lambate *et al.*, 2002a) e no pato (Shyla *et al.*, 1992). Estas papilas macroscópicas são responsáveis pela produção de ácido clorídrico e pepsina (Dyce *et al.*, 1996).

O compartimento seguinte do estômago, a moela da galinha d'angola, era espessa, musculosa, achatada, arredondada e com um disco biconvexo, tal como se verificou nas galinhas domésticas (Dyce *et al.*, 1996). Nas aves, a moela é extremamente variável na sua forma e musculatura, que depende da dieta. A moela é bem desenvolvida nos herbívoros e granívoros, ao passo que, nas espécies carnívoras e piscívoras, é vista como um saco de paredes finas. Nas espécies frugívoras, apresenta-se como um divertículo vestigial (King e McLelland, 1975).

A relação da moela com outros órgãos internos era semelhante à das galinhas, tal como referido por Nickel *et al.* (1977). A superfície lateral da moela da galinha d'angola estava ligada pelas cristas dos dois músculos laterais grossos do corpo e pelos dois músculos intermédios finos dos sacos cegos. A contração começa com os músculos finos e depois continua para os músculos grossos (McLelland, 1979). Os músculos espessos e finos contraem-se alternadamente, o que resulta num padrão bifásico de alteração (ou interação) da pressão intraluminal (Duke *et al.*, 1972). Um tendão bem desenvolvido ligava estes músculos no centro.

No presente estudo, a posição da moela variou entre os sexos. Nos machos, situava-se entre a 1st vértebra lombossacra e a 12 - 13th vértebra lombossacra e, nas fêmeas, estendia-se entre os níveis da 2nd vértebra lombossacra e da 12th vértebra lombossacra. Contudo, nas galinhas domésticas, estendia-se entre os níveis das 3rd e 14th vértebras lombossacrais nos machos e aproximadamente entre as 7th vértebras torácicas e as 12th vértebras lombossacrais nas fêmeas (McLelland, 1975).

No presente estudo, o peso, o comprimento, a altura/diâmetro e a espessura da moela aumentaram desde o dia de nascimento até às 12 semanas de idade. O peso relativo da moela é máximo com uma semana de idade, tal como referido por Jin *et al.* (1998) em pintos e perus. O peso da moela varia em função da espessura da túnica muscular, o que significa que é uma expressão do desenvolvimento dos músculos (McLelland, 1979).

A superfície interna da moela apresentava uma membrana mais dura. Cobria toda a superfície da moela e era lisa na região do tendão e possuía cristas transversais e longitudinais nos sacos cegos e apenas cristas longitudinais nas restantes regiões, tal como referido por McLelland (1979) em galinhas domésticas. As cristas na moela das aves actuam como uma placa de trituração com a ajuda de uma musculatura poderosa (Nickel *et al.*, 1977). A membrana no presente estudo era de cor amarela, tal como referido por Norris (1961) e Lambate *et al.* (2002b) em aves. Tal pode dever-se à regurgitação da bílis (King e McLelland, 1975) nas aves domésticas e (Bailey *et al.*, 1997) nas abetardas.

5.2 HISTOMORFOLOGIA E HISTOQUÍMICA

5.2.1 PROVENTRÍCULO

A parede do proventrículo da galinha d'angola era constituída por túnica mucosa, túnica submucosa, túnica muscular e túnica serosa, tal como referido no pato doméstico (Das e Biswal, 1967) e na galinha doméstica (McLelland, 1979 e Dhande *et al.*, 2002)

5.2.1.1 Túnica mucosa

A mucosa da túnica do proventrículo da galinha-d'angola apresentava numerosas pregas de altura variável com sulcos distintos. As criptas encontradas entre as pregas eram semelhantes aos achados de Patt e Patt (1969) em aves e de Prasad e Kakade (1990) em patos. Na galinha d'angola, as pregas curtas variaram de 62,3± 1,8 µm a 238,9± 4,2µm e as pregas altas variaram de 205,4± 5,2 a 525,8± 5,4µm de altura (do dia de nascimento às 12 semanas), enquanto que, no pato doméstico, variaram de 80µm -260µm (Shyla *et al.*, 1992).

5.2.1.1.1 Epitélio de superfície

O epitélio de superfície que reveste as plicas e as criptas era constituído por epitélio colunar simples na galinha-d'angola, tal como no caso das galinhas domésticas (Kendall, 1947; Hill, 1971 e Frappier, 1998) e no pato (Prasad e Kakade, 1990). O epitélio colunar estratificado, referido em alguns locais do proventrículo do pavão por Banubakode *et al.* (2002), não foi observado no presente estudo.

As células colunares possuíam um núcleo vesicular com posição variável e um citoplasma claro, espumoso e acidófilo. Os grânulos de mucina PAS positivos foram encontrados na área supra nuclear das células, o que está de acordo com os achados de Hodges (1974) em galinhas domésticas e Shyla *et al.* (1992) em patos. A reação positiva do epitélio de superfície tanto para a mucina ácida como para a mucina neutra em simultâneo foi contrária à constatação de Pastor *et al.* (1988) em galinhas, em que as células positivas para a mucina neutra e as células positivas para a mucina ácida foram observadas separadamente em alguns locais. A camada mucosa sobre a plica apresentou uma reação mais intensa à mucina ácida, o que está de acordo com Prasad e Kakade (1990) no pato.

A presença de mucina neutra e ácida na mucosa é responsável pela função de proteção e constitui uma barreira resistente da mucosa (Mogilnia *et al.,* 1978; Mogilnia e Bogatyrlia, 1983) nas aves.

No presente estudo, o epitélio de superfície mostrou uma reação positiva ligeira aos lípidos. As gotículas de gordura são observadas no estudo de Wight (1975), McLelland (1979) em galinha e Shyla *et al.* (1992) em pato. No entanto, diz-se que estas células epiteliais das espécies de Procellaria estão cheias de lípidos que são a fonte do óleo estomacal cor-de-rosa disparado como defesa contra os predadores (King e McLelland, 1975).

O epitélio de superfície do proventrículo das galinhas-da-índia apresentou uma reação ligeira à fosfatase alcalina e à lipase. A atividade da fosfatase ácida foi mais intensa nos grupos etários mais elevados (8 e 12 semanas) do que nos grupos etários mais jovens (do dia às 5 semanas). A presença de fosfatase alcalina é observada no proventrículo da galinha por Bhattacharya *et al.* (1994). A reação intensa da adenosina trifosfatase em relação a outras enzimas está de acordo com Salem *et al.* (1992) e Bhattacharya *et al.* (1994).

A atividade da desidrogenase succínica foi negativa no presente estudo, o que é contrário ao relatório de Bhattacharya *et al.* (1994), em que a borda luminal do epitélio de superfície revelou a atividade enzimática no proventrículo das frangas. No presente estudo, foi observada uma reação moderada à atividade da anidrase carbónica, ao passo que Pochhammer *et al.* (1979) referiram a sua presença apenas no citoplasma apical do epitélio de superfície que reveste o proventrículo das galinhas.

Janowitz *et al.* (1952), Hersey e High (1971) e Anderson *et al.* (1982) insistiram no papel diversificado da anidrase carbónica no processo fisiológico de formação de ácido, bicarbonato e proteção da mucosa gástrica.

5.2.1.1.2 Lâmina própria

A lâmina própria do proventrículo da galinha d'angola era composta por tecido conjuntivo frouxo e altamente vascularizado. As fibras do tecido conjuntivo incluíam colagénio, fibras reticulares e poucas fibras elásticas. Não se observou no presente estudo um aumento da proporção de fibras elásticas com a idade, tal como observado por Calhoun (1954) em galinhas domésticas.

A população celular era constituída por fibroblastos, glóbulos vermelhos, linfócitos e mastócitos. Os linfócitos estavam dispostos de forma difusa e agregada/nodular. As formas agregadas foram observadas na base das pregas da mucosa, o que ocorreu entre as aves de 3rd semanas e as de 12th semanas no presente estudo. No entanto, Matsumoto e Hashimoto (2000), em galinhas, observaram massas linfóides por baixo do epitélio superficial e perto do orifício do ducto, que ocorrem mesmo antes do período de eclosão e que se considera estarem preparadas para estabelecer uma barreira imunitária da mucosa local contra a invasão antigénica esperada.

5.2.1.1.2.1 Glândulas superficiais/próprias

No presente estudo, foram observadas glândulas propriais tubulares simples na parte profunda da lâmina própria. As células que revestem as glândulas eram cuboidais simples com citoplasma acidófilo espumoso, ao passo que Ziswiler e Farner (1972) observaram células de tipo cuboidal a cilíndrico elevado, frequentemente em várias camadas, nas aves, e Imai *et al.* (1991) observaram células colunares simples nas galinhas.

O lúmen e o bordo luminal das glândulas propriais apresentaram material ácido periódico de schiff positivo. Na técnica de Hale, as mucinas neutras foram observadas na porção apical da célula, enquanto a borda luminal mostrou uma reação mais intensa à mucina ácida. No entanto, Imai *et al.* (1991) demonstraram a presença de mucinas neutras e ácidas nas células glandulares da lâmina própria das aves. Diz-se que estas células contêm grânulos de pepsinogénio e são as glândulas gástricas indiferenciadas semelhantes às glândulas gástricas dos mamíferos.

As células das glândulas propriais da galinha-d'angola apresentaram uma reação moderada para os lípidos, a fosfatase alcalina e a fosfatase ácida. No entanto, foi observada uma reação intensa para a desidrogenase succínica e a adenosina trifosfatase.

5.2.1.1.3 Muscularis mucosae

No presente estudo, foi observada uma camada única distinta de muscularis mucosae longitudinal em todos os grupos etários. Esta observação coincide com os resultados de Bradely e Grahame (1950), Banks (1981) e Frappier (1998) nas aves. No entanto, Shyla *et al.* (1992) observaram uma ausência completa da muscularis mucosae, com exceção de alguns filamentos de músculo liso, nos patos domésticos, ao passo que se diz que tem uma camada dupla nas aves (Patt e Patt, 1969).

5.2.1.2 Túnica submucosa

O proventrículo da galinha d'angola tinha uma submucosa distinta juntamente com glândulas bem desenvolvidas (glândulas submucosas). É compatível com os achados de Menzier e Fisk (1963), Hill (1971), Horvath (1974) e Banks (1993) em aves, segundo os quais a submucosa é bem desenvolvida e fica por baixo da muscularis mucosa e contém as glândulas profundas do proventrículo.

No entanto, Patt e Patt (1969), Ziswiler e Farner (1972) e Banubakode *et al.* (2002) referem que a submucosa é reduzida nas aves no pavão.

5.2.1.2.1 Glândulas submucosas

Patt e Patt (1969), Ziswiler e Farner (1972), referiram que as glândulas compostas se encontram na muscularis mucosa juntamente com fibras musculares com submucosa pouco desenvolvida. No entanto, Hodges (1974) não conseguiu localizar a posição destas glândulas nas galinhas e, por conseguinte, descreveu-as como glândulas proventriculares sem a sua localização.

As glândulas submucosas da galinha-d'angola eram tubuloalveolares compostas com lóbulos de diferentes formas e tamanhos. Uma observação semelhante foi registada em galinhas por Horvath (1974). Os lóbulos estavam separados uns dos outros por fibras de tecido conjuntivo de colagénio e algumas fibras elásticas, juntamente com alguns miofibroblastos.

Yamamoto *et al.* (1996) verificaram que os miofibroblastos do tecido conjuntivo perilobular das glândulas proventriculares de galinha podem colaborar com as fibras da rede elástica para evitar o colapso dos lóbulos glandulares. Dentro dos lóbulos, cada unidade secretora/alvéolo estava rodeado por uma rede de tecido conjuntivo predominantemente de fibras reticulares com poucas fibras de colagénio.

Agregações linfocíticas foram observadas nos lóbulos das glândulas submucosas mais próximas da cavidade central dessas glândulas com 8-12 semanas de idade. No entanto, Matsumoto e Hashimoto (2000) afirmaram que as massas linfóides são reconhecidas nas glândulas proventriculares da 3rd semana pós-eclosão, presumivelmente formadas contra o antigénio que invade o lúmen das glândulas proventriculares.

O epitélio glandular destas glândulas submucosas na galinha-d'angola era constituído por células simples cuboidais a colunares baixas com ligação basal às células vizinhas, formando uma estrutura semelhante a uma fila. O citoplasma destas células possuía grânulos eosinofílicos de coloração escura. O núcleo era esférico e encontrava-se no centro. Estas células são referidas como células oxintico-pepticas e a variação na sua forma deve-se ao seu grau de atividade funcional na galinha (King e McLelland, 1975). No entanto, Patt e Patt (1969), Horvath (1974) e King e McLelland (1975) afirmaram que estas células têm caraterísticas ultra-estruturais semelhantes às células parietais e secretoras de ácido (HCL) e de enzimas pépticas do estômago dos mamíferos.

No entanto, a transição de células cuboidais para células colunares em direção à cavidade central das glândulas, tal como observado por Prasad e Kakade (1990) no pato, não foi observada no presente estudo, exceto no caso de algumas células deste tipo perto do epitélio ductular.

No presente estudo, o epitélio glandular submucoso apresentou uma reação moderada aos lípidos. No entanto, Wight (1975) afirmou que existe   uma grande quantidade de lípidos nas células oxintico-pépticas da galinha, que combinam a função de produção de ácido e pepsina e que produzem ainda mais ácido/kg de peso corporal do que as células dos mamíferos. Shyla *et al.* (1992) opinaram que não existem vacúolos de gordura nas células glandulares do proventrículo.

A reação das células glandulares profundas para a fosfatase ácida, a adenosina trifosfatase e a desidrogenase succínica foi intensa no presente estudo. Bhattacharya *et al.* (1994) citaram resultados semelhantes no que diz respeito à desidrogenase succínica no epitélio glandular das galinhas. Os resultados de Salem *et al.* (1992) em galinhas apoiaram a presença de adenosina trifosfatase no epitélio glandular, tal como observado no presente estudo. O papel da adenosina trifosfato é conduzir o processo de secreção de ácido nas células oxínticas do estômago dos mamíferos, que são as células mais activas do corpo (Wight, 1975).

A atividade da anidrase carbónica foi observada como ligeira no presente estudo, o que coincide com o estudo de Palatroni *et al.* (1980) em galinhas. Bhattacharya *et al.* (1994) sustentaram que a presença de várias enzimas nas células glandulares se deve ao envolvimento das glândulas nas vias metabólicas da glicólise aeróbica e anaeróbica.

As glândulas proventriculares profundas da galinha d'angola esvaziavam as suas secreções através de ductos terciários, secundários e primários. Todos os três ductos eram revestidos por epitélio estratificado cuboidal a colunar estratificado, mas em Gallus é referido que são revestidos por epitélio colunar simples (McLelland, 1979).

As células ductais mostraram uma reação PAS positiva no seu bordo apical, bem como uma reação positiva para a mucina ácida, ao passo que foi observada uma reação positiva para a mucina neutra na parte apical das células. Inforzato de Lema e Sasso Wda (1985) observaram mais glicoproteínas neutras do que mucinas ácidas no epitélio ductular das glândulas proventriculares de pombos.

A reação para a fosfatase alcalina, a fosfatase ácida, a lipase e a adenosina trifosfatase foi mais intensa no epitélio ductular do que no epitélio glandular da galinha-d'angola. A presença de fosfatase alcalina, adenosina trifosfatase e anidrase carbónica foi referida por Bhattacharya *et al.* (1994) em galinhas domésticas, tendo sugerido que a reatividade das fosfatases é mais visível na borda luminal do epitélio devido à sua associação com o plasmalema.

5.2.1.3 Outros tipos de células no proventrículo

As células endócrinas, para além das células oxintico-pepticas do epitélio glandular, estavam presentes no presente estudo, tal como referido por King e

McLelland (1975) em galinhas domésticas. Foram observadas células endócrinas positivas à prata e à heamatoxilina de chumbo. No entanto, a sua distribuição variava consoante as túnicas. Eram poucas no epitélio de superfície e no epitélio do ducto, mas predominavam no epitélio glandular das glândulas submucosas. Isso concorda com os achados de Okamoto *et al.* (1976), que relataram que as células endócrinas são mais comuns na parte glandular do que no epitélio superficial.

As células endócrinas estavam localizadas na base das células glandulares, repousando sobre a membrana basal. A ocorrência de células positivas para hematoxilina de chumbo foi menor do que a de células positivas para prata. As células positivas para a prata eram longas, delgadas e tinham um processo citoplasmático e encontravam-se principalmente na zona periférica dos lóbulos das glândulas. Estas células argirófilas contêm hormonas gastrina, glucagon e secretina (Polak *et al.*, 1974). No entanto, não foram observadas células argentófilas em forma de fio nos alvéolos das glândulas proventriculares, tal como referido por Hill (1971) e Horvath (1974) em galinhas.

No presente estudo, foram observados mastócitos na lâmina própria e nos septos de tecido conjuntivo que rodeiam as glândulas submucosas. No entanto, Valsala *et al.* (1986) opinaram que, no pato, os mastócitos são densamente povoados no proventrículo e também são encontrados entre os feixes musculares da túnica muscular, o que não é uma caraterística regular no presente estudo.

5.2.1.4 Túnica muscular

A túnica muscular do proventrículo da galinha d'angola era constituída por uma fina camada longitudinal interna, uma espessa camada circular média e uma camada longitudinal externa muito fina. Este relatório está de acordo com Bradely e Grahame (1960), Nickel *et al.* (1977), Banks (1993), Frappier (1998) em galinha e Banubakode (2002) em pavão. No entanto, Calhoun (1954), Hodges (1974),

Yamamoto *et al.* (1995) em galinhas e Fitzgerald (1969) em codornizes referiram que é formada por duas camadas.

No presente estudo, foram observadas fibras do tecido conjuntivo, especialmente colagénio, a intervir entre as camadas musculares, juntamente com uma rede de fibras reticulares.

5.2.1.5 Túnica serosa

Trata-se de uma fina camada de tecido conjuntivo com um revestimento mesotelial, tal como referido por Das e Biswal (1967), Prasad e Kakade (1990) e Shyla *et al.* (1992) no pato.

5.2.2 MOELA

A parede da moela da galinha-d'angola era constituída por túnica mucosa, túnica submucosa, túnica muscular e túnica serosa, para além do revestimento interno/coilina acima da túnica mucosa, tal como referido por McLelland (1979) e Gaikwad *et al.* (2002) em galinhas domésticas.

5.2.2.1 Koilin

A moela da galinha d'angola apresentava uma coilina bem desenvolvida com hastes verticais, lamelas horizontais, células descamadas e descolamentos entre as lamelas horizontais. Esta observação é semelhante aos achados de Patt e Patt (1969) e Hill (1971) em aves.

A espessura deste revestimento interno no presente estudo variou entre 209,7± 6,1μm e 372,3± 4,0μm em aves de um dia a 12 semanas de idade. No entanto, Olivo (1947) verificou que a espessura desta camada variava entre 250μm -750μm nas galinhas domésticas.

A superfície luminal do revestimento possuía um processo semelhante a um dente na ponta das hastes verticais, o que concorda com a opinião de McLelland

(1979) em aves. King e McLelland (1975) observaram que a superfície da coilina na moela das aves é constantemente desgastada pelos movimentos de trituração do órgão. No entanto, Dyce *et al.* (1996) verificaram que, nas aves, a membrana é constantemente reabastecida pelas secreções das glândulas. Esta membrana corou de azul na PTAH, tal como observado por Prasad e Kakade (1992) no pato. Para além disso, também tomou cor vermelha com o tricrómio de Masson, que atribuiu aos músculos.

No presente estudo, a coilina apresentou uma reação positiva ao PAS e, na técnica de Hale, reagiu tanto para a mucina ácida como para a neutra, mas foi observada uma predominância da mucina ácida. No entanto, Suganuma *et al.* (1981) verificaram que o revestimento interno da moela é positivo para mucopolissacáridos neutros, em algumas aves.

A reação da membrana para proteínas por ninidrina-schiff foi ligeira; no entanto, Akester (1986) afirmou que a coilina é um complexo polissacárido proteico. No presente estudo, uma reação ligeira para o cisteína, um aminoácido contendo enxofre, nesta membrana está de acordo com a conclusão de Akester (1986) em galinhas.

Banks (1981) opinou que as mucosubstâncias protegem as glândulas da atividade proteolítica e hidrolítica das proteases e do ácido clorídrico.

A atividade da fosfatase alcalina, da fosfatase ácida, da desidrogenase succínica e da adenosina trifosfatase era negativa, mas a atividade da lipase podia ser localizada na coilina. Estes resultados coincidem com os resultados de Gaikwad *et al.* (2002) relativamente à fosfatase ácida e alcalina em galinhas domésticas.

5.2.2.2 Túnica mucosa

A túnica mucosa na moela da galinha-d'angola consistia apenas no epitélio de superfície e na lâmina própria, uma vez que a muscularis mucosae estava ausente, de acordo com as conclusões de Calhoun (1954), Hodges (1974) na galinha e Das e Biswal (1967) no pato. No entanto, Patt e Patt (1969) observaram uma muscularis mucosae escassa nas aves, ao passo que Bezuidenhout *et al.* (1990) registaram uma muscularis mucosae bem desenvolvida na moela da avestruz.

Yamamoto *et al.* (1995) observaram a presença da muscularis mucosae em toda a moela, exceto nas regiões dos músculos craniodorsal e caudodorsal da moela da galinha. No entanto, Frappier (1998) opinou que a muscularis mucosae é descontínua nas aves.

5.2.2.2.1 Epitélio de superfície

O epitélio de superfície da moela da pintada foi lançado em arcos baixos/dobras da mucosa, e imediatamente continuou para baixo para formar fossas gástricas para a abertura das glândulas na lâmina própria é semelhante aos achados na galinha (Akester , 1986).

O cume das arcos/ pregas mucosas era revestido por epitélio colunar simples que, no presente trabalho, continuou a descer como epitélio cuboidal. Pelo contrário, Dyce *et al.* (1996) verificaram que o epitélio de superfície é formado por epitélio cuboidal nas galinhas domésticas. No entanto, Frappier (1998) opinou que as células são colunares simples nas galinhas.

O epitélio de superfície era PAS positivo. Na técnica de Hale, mostraram uma predominância de mucina neutra, enquanto Suganuma *et al.* (1981) referiram que apenas a mucina ácida é predominante nas aves.

A atividade da fosfatase ácida foi mais pronunciada nas aves com 8-12 semanas de idade. No entanto, a atividade da fosfatase alcalina e da adenosina trifosfatase foi intensa em todos os grupos etários. Mohan *et al.* (1977) relataram a presença de fosfatase ácida, fosfatase alcalina e atividade lipásica no epitélio superficial da moela do papagaio, enquanto esta última não foi observada no presente estudo.

5.2.2.2.2 Lamina propria

A lâmina própria da moela da galinha d'angola continha tecido conjuntivo frouxo predominantemente de colagénio com fibroblastos, eosinófilos, glóbulos vermelhos, linfócitos e poucos mastócitos.

As glândulas tubulares da moela da galinha d'angola penetravam na lâmina própria em toda a sua espessura. Um achado semelhante é relatado por Hodges (1974) em galinhas. As glândulas eram simples, rectas, ramificadas e tubulares, tal como descrito por Eglitis e Knouff (1962) em galinhas domésticas.

As glândulas estavam separadas em grupos de um a muitos por septos de tecido conjuntivo, o que estava de acordo com os resultados de Akester (1986) em galinhas domésticas. No entanto, a presença de fibras de tecido conjuntivo entre os membros individuais de um grupo, tal como observado no presente estudo, difere da opinião do mesmo autor.

As células que revestem as criptas eram do tipo cuboidal com núcleo esférico / oval e as das glândulas eram cuboidais baixas com núcleo esférico colocado centralmente. O citoplasma era homogéneo e basófilo. Kendall (1947) referiu que, no pombo, estas células são de natureza secretora. No entanto, King e McLelland (1975), em galinhas domésticas, designam-nas como células principais, uma vez que migram da base das glândulas para a superfície e a degeneração progressiva é a razão para a diferença no aspeto das células na glândula, nas criptas e na superfície.

Entre o principal tipo de células (células principais glandulares), foram observadas no presente estudo   algumas células cuboidais maiores com núcleo esférico grande e levemente corado, o que é semelhante às observações de Toner

(1966) em galinhas e ele opinou que são as células basais, que actuam como células estaminais para futuras células principais. No presente estudo, foram observadas poucas figuras mitóticas nessas células basais, o que corrobora a teoria de Toner (1966) em galinhas.

O material PAS positivo estava presente apenas no lúmen das glândulas e verificou-se que as células não tinham mucina. Esta constatação é contrária à de Gaikwad *et al.* (2002), que referiram que, nas galinhas, todos os componentes da moela são positivos ao ácido periódico de Schiff. Na coloração de Hale, o lúmen mostrou apenas mucina neutra.

A atividade da fosfatase ácida foi mais intensa nas células da cripta e nas células da glândula dos grupos etários mais elevados (8 e 12 semanas). A atividade da adenosina trifosfatase também estava localizada no epitélio glandular.

As células positivas à hematoxilina de chumbo foram observadas principalmente nas glândulas profundas da lâmina própria. Estas eram maiores do que as células glandulares, com formas variadas. Possuíam processos citoplasmáticos que davam o aspeto estrelado a algumas células. As células positivas para a prata foram raramente observadas no epitélio glandular, contrariamente à sua presença na moela das codornizes (Yamaguchi *et al.*, 1987).

5.2.2.3 Túnica submucosa

A túnica submucosa da moela da galinha-d'angola era constituída por tecido conjuntivo frouxo, predominantemente de colagénio. A partir desta camada, as fibras do tecido conjuntivo estendiam-se à lâmina própria e à túnica muscular. Este facto está de acordo com os resultados de McLelland (1979) em aves. McLelland propôs que a submucosa ajuda a manter a túnica muscular unida à membrana mucosa e fornece uma base firme para a ação de trituração.

5.2.2.4 Túnica muscular

Foi observada   uma túnica muscular bem desenvolvida nas galinhas-d'angola de todos os grupos etários. Diz-se que a espessura desta musculatura na moela varia temporariamente em relação à dureza dos alimentos e que a sua capacidade de hipertrofia e regressão é especificamente uma propriedade das fibras circulares nas aves (Patt e Patt, 1969).

No presente estudo, a moela possuía uma única camada muscular circular no corpo e na região do tendão era completamente desprovida de músculos. Estes resultados estão de acordo com McLelland (1975) e Frappier (1998) em galinhas.

Na junção músculo-tendão, os feixes musculares formam um ângulo com os feixes de colagénio. Uma observação semelhante foi observada em galinhas domésticas por Gabella (1985), que propôs que a disposição pode atuar como um mecanismo de dobradiça.

Nos sacos cegos da moela, foi observada uma camada longitudinal interna fina adicional, juntamente com a camada circular habitual. Este facto está de acordo com os relatos de McLelland (1975) em aves. Hill (1971) opinou que a camada longitudinal externa pode ter-se perdido durante o desenvolvimento, uma vez que, nas aves, o plexo de Aeurbach se situa entre a muscularis e a serosa. Uma observação semelhante também foi observada na galinha d'angola.

Entre os feixes musculares, as bandas de fibras de colagénio intervinham com grandes plexos nervosos em alguns locais. Este facto está de acordo com a observação de McLelland (1979) nas aves, que propôs que as fibras de colagénio actuam como mecanismo de interbloqueio e que os plexos nervosos permitem a propagação rápida de uma contração poderosa através do órgão.

5.2.2.5 Túnica serosa

A túnica serosa da moela da pintada era constituída por uma fina camada predominantemente de tecido conjuntivo, tal como nas aves (Patt e Patt, 1969) e nas codornizes (Fitzgerald, 1969).

5.3 PROVENTRÍCULO - JUNÇÃO DA MOELA

5.3.1 Anatomia macroscópica

O proventrículo e a moela da galinha-d'angola estavam separados pela junção proventrículo-moela, referida por King e McLelland (1975) como zona intermédia gastris/isthmus nas galinhas domésticas. Esta junção não apresentava papilas macroscópicas.

5.3.2 Histomorfologia

Na junção proventrículo - moela da galinha d'angola, as pregas da mucosa do proventrículo ficaram reduzidas em altura e uma fina camada de coilina começou a aparecer sobre a plica, como observado por McLelland (1979) na moela da galinha. No presente estudo, as glândulas da lâmina própria foram substituídas por glândulas da moela.

A espessura da muscularis mucosae diminuiu e as fibras musculares apareceram como cordões musculares descontínuos e fundiram-se com a túnica muscularis em direção à moela, tal como referido por Hodges (1974) em galinhas.

A submucosa da junção reduziu-se em direção à moela. As glândulas submucosas do proventrículo nesta junção diminuíram de tamanho e desapareceram gradualmente, o que é contrário a Shyla *et al.* (1992) que afirmaram que, no pato, as glândulas submucosas do proventrículo terminam abruptamente nesta junção.

A túnica muscular desta junção possuía músculos longitudinais internos e circulares externos e sua espessura em direção à moela aumentou no presente estudo, enquanto Yamamoto *et al.* (1995) observaram apenas uma fina camada muscular circular interna na túnica muscular desta junção em galinhas.

O plexo nervoso foi encontrado abaixo do músculo circular em direção à moela, tal como observado por Hill (1971) nas aves.

CAPÍTULO - VI

RESUMO

Foram registadas a anatomia macroscópica e a microanatomia do proventrículo e da moela de galinhas-da-índia em diferentes grupos etários, desde o dia de idade até às 12 semanas. Foram utilizadas secções de tecido do proventrículo, da junção proventrículo-moela e da moela para estudos histológicos e histoquímicos.

O proventrículo da galinha-d'angola era um tubo alongado, fusiforme e de paredes espessas. A junção proventrículo-moela carecia macroscopicamente de papilas e de coilina. A moela era bem desenvolvida, espessa, muscular, plana e de forma arredondada biconvexa. O peso relativo destes órgãos foi máximo durante a primeira semana de idade.

A membrana mucosa do proventrículo estava dividida em pregas de altura variável. O epitélio de superfície era colunar simples e apresentava grânulos supranucleares PAS positivos. O epitélio de superfície apresentava uma reação intensa à atividade da adenosina trifosfatase e da fosfatase ácida. A atividade da anidrase carbónica era moderada. A lâmina própria apresentava glândulas tubulares simples com fibras de tecido conjuntivo de colagénio, reticulina e poucas fibras elásticas. A agregação linfocítica ocorreu na lâmina própria na base da prega mucosa a partir das 3 semanas de idade. A mucosa muscular era distinta. Na submucosa, as grandes glândulas tubulo-alveolares compostas foram observadas no presente estudo. O epitélio glandular era simples, cuboidal e apresentava uma reação intensa para a desidrogenase succínica e a adenosina trifosfatase. Nódulos linfóides ocorreram dentro das glândulas acima de oito semanas de idade.

As células endócrinas positivas à prata e à hematoxilina de chumbo estavam concentradas entre as células epiteliais glandulares. Todos os ductos eram revestidos por epitélio estratificado cuboidal a estratificado colunar. Apresentavam uma reação PAS positiva. A reatividade para a fosfatase alcalina, a fosfatase ácida, a lipase e a adenosina trifosfatase era intensa. A túnica muscular era formada por três camadas e a túnica serosa era típica com um revestimento mesotelial.

Na junção proventrículo-moela, as pregas mucosas foram gradualmente reduzidas e substituídas pelos arcos mucosos da moela. Uma fina camada de coilina começou a aparecer sobre as pregas mucosas. As glândulas próprias do proventrículo foram substituídas pelas glândulas da moela. A muscularis mucosa foi interrompida. As glândulas submucosas diminuíram de tamanho e desapareceram completamente. A espessura da túnica muscular aumentou em direção à moela.

Na moela, o revestimento interno ou coilina da moela estava bem desenvolvido com um processo dentado. Era PAS positivo e apresentava predominância de mucina ácida. A reação para as proteínas era ligeira. O epitélio de superfície da moela era colunar simples. Apresentava alterações degenerativas em alguns locais. As células eram PAS positivas e apresentavam reatividade intensa para a fosfatase alcalina e a adenosina trifosfatase. As glândulas, em grupos, ocupavam toda a espessura da lâmina própria. Eram revestidas por células cuboidais (células-chefe). No fundo da glândula, foram observadas algumas células basais. Em alguns locais da glândula, as células basais apresentavam figuras mitóticas. Poucas células endócrinas ocorrem entre o epitélio glandular. O lúmen das glândulas continha material PAS positivo.

Na moela, a muscularis mucosae estava ausente. A túnica muscular da moela era formada por um único músculo no corpo. No entanto, nos sacos cegos existiam duas camadas de músculos: longitudinal fino e circular grosso. O tendão estava completamente desprovido de músculos e foi substituído por tecido conjuntivo.

BIBLIOGRAFIA

Akester, A.R., 1986. Estrutura da camada glandular e da membrana de Koilin na moela da galinha doméstica adulta (*Gallus gallus domesticus*). J. Anat., 147: 1-25.

Aminlari, M. e M. Shahbazi, 1994. Distribuição do rodanês (tiossulfato: cianeto de enxofre transferase) no trato digestivo do frango. Poultry Science, 73:1465 - 1469.

Anderson, R.E., C.V. Gay. e H. Schraer, 1982. Localização da anidrase carbónica por microscopia de luz e eletrónica: Uma comparação de métodos. The journal of Histochemistry and Cytochemistry, 30(11): 1135-1145.

Ayeni, J.S.O. e J.O. Ayanda, 1982. Estudos sobre as práticas de criação e a aceitação social da galinha-d'angola na Nigéria. Boletim de Saúde e Produção Animal em África, 30 (2): 139-148.

Ayeni, J.S.O., 1983. Estudos sobre a galinha-d'angola de peito cinzento (*Numida meleagris*) na Nigéria. World's Poultry science journal, 39: 143-151.

Bailey, T.A., E.P. Mensah-Brown, J.H. Samour, J. Naldo, P. Lawrence e A. Garner, 1997. Comparative morphology of the alimentary tract and its glandular derivatives of captive bustards. J. Anat., 191: 387-398.

Bancroft, J.D. e A. Stevens, 1996. Teoria e prática das técnicas histológicas. IV Edn. Churchill Livingstone. Nova Iorque.

Banks, W.J., 1981. Applied veterinary histology. I Edn. Williams and Wilkins. Baltimore, Londres.

Banks, W.J., 1993. Applied veterinary Histology. III Edn. Mosby year book. St. Louis.

Banubakode, S.B., P.S. Deshmukh, V.R. Bhamburkar, R.S. Dalvi, N.C. Nandeshwar. e R.Y. Charjan, 2002. Histological structure of proventriculus of peacock (Pavo cristatus). Boletim técnico da XVII Convenção anual da Associação Indiana de Anatomistas Veterinários.

Bezuidenhout, A.J., 1986. The topography of the thoraco-abdominal viscera in the Ostrich (*Struthio camelus*). Onderstepoort. J. Vet. Res., 53(2): 111-117.

Bezuidenhout, A.J., G.V. Aswegan. e A.G. Van, 1990. A light microscopic and immunocytochemical study of the gastro intestinal tract of the ostrich (*Struthio camellus*). Onderstepoort- Journal- of- Veterinary- Research, 57: 1, 37 - 48.

Bhattacharya, M., A. Mukit, S. Goswami e C.C. Bordoloi, 1994. Histoenzymic study on the proventriculus of pullet. Indian Vet. J., 71: 355-359.

Bradely, O.C. e T. Grahame, 1950. The structure of the fowl. IV Edn. Oliver and Boyd. Edinburgh. REINO UNIDO.

Bradely, O.C. e T. Grahame, 1960. The structure of the fowl. IV Edn. Oliver and Boyd. Edinburg e Londres.

Calhoun, M.L., 1954. Microscopic anatomy of the digestive system of the chicken (Anatomia microscópica do sistema digestivo da galinha). Imprensa da Universidade do Estado de Iowa. Ames. Iowa.

Czarnecki, C.M., 1977. As glândulas proventriculares do pinto. Ata anat., 98 (1): 77-82.

Das, L.N. e G. Biswal, 1967. Microscopic anatomy of oesophagus, proventriculus and gizzard of the domestic duck (*Anas boscos*). Indian Vet.J., 44: 284-289.

Dhande, P.L., S.B. Lambate, S.A. Gaikwad, G.B. Yadav, M.S. Deokar. e S.A. Fansambal, 2002. Histological study of proventriculus in broilers (*Gallus gallus domesticus*). Boletim técnico da XVII Convenção Anual da Associação Indiana de Anatomistas Veterinários.

Duke, G. E., H.E. Dzuik e. A.O. Evanson, (1972). Pressão gástrica e alterações do potencial elétrico do músculo liso em perus. Am. J. Physiol, 222, 167 - 173.

Dyce, K.M., W.O. Sack. e C.J.G. Wensing, 1996. Livro de texto de anatomia veterinária. II Edn. W.B.Saunders company. Philadelphia.

Eglitis, I. e R. A. Knouff, 1962. An histological and histochemical analysis of the interlining and glandular epithelium of the chicken gizzard. American journal of anatomy, 111, 49-66.

Fitzgerald, T.C., 1969. The Coturnix Quail, Anatomy and Histology. I Edn. The Iowa state university press. Ames, Iowa.

Frappier, B.L., 1998. "Digestive system" in Text book of veterinary histology. V Edn. (Edt) de Dellman, H.D. e J.A. Eurell. William e Wilkins. Baltimore.

Gabella, G., 1985. O músculo, o tendão e seus anexos. Anatomia e Embriologia. 171, 151-162.

Gaikwad, S.A., S.B. Lambate, A.D. Patil, P.L. Dhande, V.D. Shankhapal. e M.S. Deokar, 2002. Histological study of the gizzard in broilers (*Gallus gallus domesticus*). Boletim técnico da XVII Convenção Anual da Associação Indiana de Anatomistas Veterinários.

Gomori, G., 1952. Histoquímica das esterases. Revisão internacional de citologia, 1, 323. Em teoria e prática das técnicas histológicas. IV Edn. (Eds) Bancroft, J.D. e A. Stevens 1996. Churchill Livingstone. New York.

Gray, D.W.R., 1972. The lymphoid tissue of the avian alimentary tract. J Anat., 111 (3): 478.

Grimelius, L., 1968. Uma coloração de nitrato de prata para células alfa 2 em ilhotas pancreáticas humanas. Ata societa medica Uppsala, 73, 243. Em teoria e prática das técnicas histológicas. IV Edn. (Eds) Bancroft, J.D. e A. Stevens 1996. Churchill Livingstone. Nova Iorque.

Hale, C.W., 1946. Histochemical demonstration of acid mucopolysaccharides in animal tissue. Nature (Londres), 157, 802. In theory and practice of histological techniques. IV Edn. (Eds) Bancroft, J.D. e A. Stevens 1996. Churchill Livingstone. New York.

Hersey, S.I. e W.I. High, 1971. Sobre o mecanismo de inibição da secreção de ácido pela acetozolamida. Biochem. Biophys. Ata, 233: 604.

Hill, K.J., 1971. "The structure of the alimentary tract" in Physiology and Biochemistry of the domestic fowl. (Eds) Bell D.J. e B.M. Freeman. Vol.I. Academic press. London.

Hodges, R.D., 1974. The Histology of the fowl. Imprensa académica, INC Ltd. Londres.

Hodges, R.D., 1981. "Endocrine glands" in Form and function in birds. Vol II. (Eds) King, A.S. e J. McLelland. Imprensa académica. Academic press. Londres.

Horvath, I., 1974. Estudo ao microscópio eletrónico do proventrículo de galinha. Ata-Veterinaria-Academiae-Scientiarium-Hungaricae. 24:(1-2), 85-97.

Imai, M., T. Shibata, K. Moriguchi, M. Yamamoto e H. Hayama, 1991. Glândulas Proventriculares em galinhas. Okajimas Folia Anat. Jpn., 68(2-3): 155-160.

Inforzato de Lima, M.A. e S. Sasso Wda, 1985. Deteção histoquímica de glicoproteínas no epitélio gástrico de *Columba livia*. Ata Histochem, 76(2): 145-150.

Janowitz, H.D., H. Colvher. e F. Hollander, 1952. Inibição da secreção gástrica em cães pelo inibidor da anidrase carbónica 2-acetilamino-1,3,4-tiodiazol-5-sulfonamida. Am. J. Physiol, 171: 325.

Jin, S., A. Corless e J.L. Sell, 1998. Digestive system development in post-hatch poultry (Desenvolvimento do sistema digestivo em aves pós-eclosão). World's Poultry Science journal, 54: 335-345.

Kendall, J.I., 1947. Microscopic anatomy of vertebrates. III Edn. Lea e Febiger. Philadelphia.

Kiernan, J. A., 1990. Métodos histológicos e histoquímicos - teoria e prática. II Edn. Pergamon press. Oxford.

King, A.S. e J. McLelland, 1975. Outlines of Avian Anatomy. I Edn. Baillere e Tindall. London.

Lambate, S.B., A.D. Patil, S.A. Gaikwd, G.B. Yadav. e P.V. Ishi, 2002a. Gross anatomical study of the proventriculus in broilers (*Gallus gallus domesticus*). Boletim técnico da XVII Convenção Anual da Associação Indiana de Anatomistas Veterinários.

Lambate, S.B., A.D. Patil, P.L. Dhande, M.S. Deokar, G.B. Yadav. e P.V. Ishi, 2002b. Gross anatomical study of the gizzard in broilers (*Gallus gallus domesticus*). Boletim técnico da XVII Convenção Anual da Associação Indiana de Anatomistas Veterinários.

Lim, S.S. e F.N. Low, 1977. Microscopia eletrónica de varrimento do canal alimentar em desenvolvimento no pato. Am. J. Anat., 150 (1): 149-173.

Luna, L.G., 1968. Manual de métodos de coloração histológica do instituto de patologia das forças armadas. III Edn. McGraw Hill Book Co. Nova Iorque.

Martinez, A., J. Lopez e P. Sesma, 2000. The nervous system of the chicken proventriculus: an immunocytochemical and ultrastructural study. Histochem. J., 32 (1): 63-70.

Matsumoto, R. e Y. Hashimoto, 2000. Distribuição e alteração do desenvolvimento dos tecidos linfóides no proventrículo da galinha. J.Vet.Med.Sci., 62(2): 161-167.

Maya, S. e P. Lucy, 1999. Estrutura e desenvolvimento pós-natal da moela em codornizes japonesas (*Coturnix coturnix japonica*). Revista indiana de ciência avícola, 34:3, 289-294.

McLelland, J., 1975. "Aves digestive system" in The anatomy of the domestic animals. Vol II. V Edn. (Ed) Getty.R. W.B. Saunders company. Philadelphia.

McLelland, J., 1979. "Digestive System". in Form and Function in birds. Vol I. (Eds). King A.S e J. McLelland. Imprensa académica. Academic press. Londres.

McManus, J.F.A., 1946. Demonstração histológica da mucina após ácido periódico. Nature (Londres), 158, 202. Em teoria e prática das técnicas histológicas. IV Edn. (Ed) Bancroft, J.D. e A. Stevens 1996. Churchill Livingstone. Nova Iorque.

Mensahbrown, E.P. e P.A. Lawrence, 2001. Neurotransmissores que regulam a secreção de ácido no proventrículo da abetarda de houbara (*Chlamydotis undulate*): um ponto de vista morfológico. J. Morphol., 248(2): 175-184.

Menzier, G. e A. Fisk, 1963. Observação sobre as células oxintico-pepticas na mucosa proventricular de *Gallus domesticus*. Q.J.Microsc.Sci., 104: 207-215.

Mogilnaia, G.M. e Bogatyr Lia, 1977. Caraterísticas histoquímicas das secreções epiteliais do estômago muscular das aves. Arkh. Anat. Gistol. Embrio., 72(2): 24-30.

Mogilnaia, G.M., M.G. Shubich, V.I. Dudetskii. e Bogatyr Lia, 1978. Caraterísticas histoquímicas comparativas da secreção de epiteliócitos gástricos superficiais. Arkh. Anat. Gistol. Embriol., 75(9): 43-51.

Mogilnaia, G.M. e Bogatyr Lia, 1983. Caraterísticas histoquímicas dos epiteliócitos do estômago glandular das aves. Arkh. Anat. Gistol. Embriol., 84(6): 62-70.

Mohan, K., V.P. Agrawal e K.A. Goel, 1977. Histochemical study of the distribution of a few enzymes in the digestive system of Indian parrot. Ata Histochem, 58(1): 1-10.

Nickel, R., A. Schummer e E. Seiferie, 1977. Anatomia das aves domésticas. Verlag Paul Parey, Berlim.

Nitsan, Z., E.A. Dunnington e. P.B. Siegel, 1991. Crescimento dos órgãos e níveis de enzimas digestivas aos quinze dias de idade em linhas de frangos que diferem em peso corporal. Poultry Science, 70: 2040 - 2048.

Norris, R.A., 1961. Colours of stomach linings of certain passerines. Wilson Bull. 73, 380-383. citado por McLelland, J. 1979. "Digestive system" in Form and Function in Birds". Vol I. (Eds) King A.S. e J. McLelland. Academic Press. Academic Press. Londres.

Nwagu, B.I. e C.B.I. Alawa, 1995. Guinea fowl production in Nigeria (Produção de galinhas d'angola na Nigéria). World's Poultry Science journal, 51: 261-270.

Okaeme, A.N., 1983. Disease conditions in guinea fowl production in Nigeria (Condições de doença na produção de galinhas d'angola na Nigéria). World's Poultry Science journal, 39: 179 - 184.

Okamoto, T., M. Sugimura e. N. Kudo, 1976. Distribuição das células endócrinas no trato digestivo dos patos. Journal-of-the-Faculty-of-Fisheries-and-Animal-Husbandry,-Hiroshima-University. 15:2, 127-134.

Okamoto, T. e J. Yamada, 1981. Estudos de microscopia de luz e eletrónica sobre as células endócrinas no proventrículo do pato. Jpn. Jpn. Vet. Sci., 43: 863-870.

Olivo, O.M., 1947. Structure de la membrane keratinoide de l' estomac musculaire de Gallus gallus. Ata anat. 4, 213-218. citado por Hodges, R.D. 1974. in The Histology of the fowl. Academic press. Academic press. Londres.

Palatroni, P., G. Gabrielli. e B. Scattolini, 1980. Histochemical localization of carbonic anhydrase in fowl proventriculus. Experientia, 36(6): 6778-679.

Pastor, L.M., J. Ballasta, J.F. Madrid, R. Perez-Tomas. e F. Hernandez, 1988. Um estudo histoquímico das mucinas no trato digestivo da galinha. Ata Histochem., 83(1): 91-97.

Patt, D.I. e G.R. Patt, 1969. Comparative vertebrate histology. Harper and Row publishers. Newyork.

Pochhammer, C., P. Dietsch. e P.R. Siegmund, 1979. Deteção histoquímica da anidrase carbónica com Dimetilaminonaftalina-5-Sulfonamida. The journal of Histochemistry and Cytochemistry, 27(7): 1103-1107.

Polak, J.M., A.G.E. Pearse, C. Adams e J. C. Garoud, 1974. Immunohistochemical and ultra structural studies on the endocrine polypeptide (APUD) cells of the avian gastro intestinal tract. Experientia, 30 (5): 564 - 567.

Prasad, R.V., 1988. Histology and some histochemical studies of the proventriculus and gizzard of the domestic duck (*Anas platyrhynchos Linnaeus*). Mysore journal of agriculutural sciences, 22:(2) 285.

Prasad, R.V. e K. Kakade, 1990. Histology and histochemistry of proventriculus of domestic duck (*Anas platyrhynchos Linnaeus*). Mysore. J. Agric. Sci., 24: 506-511.

Prasad, R.V. e K. Kakade, 1992. Histology and Histochemistry of proventricular-Gizzard junction and gizzard of domestic duck (*Anas platyrhynchos Linnaeus*). Indian Vet. J., 69: 329-332.

Salem, A.O., M. Kressin. e B. Schnorr, 1991. Calcium adenosine triphosphotase and secretion of koilin membrane in the gizzard of the fowl. Ata Anat.(Basel), 142(3): 242-245.

Salem, A.O., M. Kressin. e B. Schnorr, 1992. Calcium adenosine triphosphatase in mucous and oxyntico-peptic cells of the fowl proventriculus. Cell. Tissue Res., 270(3): 495-501.

Shyla, P., P.A. Ommer. e P. Lucy, 1992. Estrutura e desenvolvimento pós-natal do proventrículo no pato. Indian. J. Poult Sci., 27(1): 10-14.

Shyla, P., P.A. Ommer. e P. Lucy, 1994. Morphology and growth of the duck gizzard. Indian.J.Poult.Sci., 29(2): 189-190.

Singh, U.B. e. S. Sulochana, 1996. Handbook of histological and histochemical techniques. II Edn. Premier publishing house. Hyderabad.

Skead, C.J., 1962. A study of the crowned guinea fowl (*Numida meleagris*) coronata (Gurney). Ostrich, 33: 51.

Snedecor, G. W. e W.G. Cochran, 1989. Statistical methods. IV Edn. Iowa state University press. Iowa.

Solcia, E., C. Capella. e G. Vasallo, 1969. Hematoxilina de chumbo como corante para células endócrinas. Histochemie. 20: 116-126. Em Animal tissue techniques. IV Edn. (Ed) Humason, G. L. 1979. W.H. Freeman e companhia. São Francisco.

Suganuma, T., T. Katsuyama, M. Tsukahara, M. Tatematsu, Y. Sakakura e F. Murata, 1981. Comparative histochemical study of alimentary tracts with special reference to the mucous neck cells of the stomach. The American J. Anat. 161: 219-238.

Stoward, P.J., 1991 Histochemical methods for lyases, isomerases and ligases. Em Histochemistry theoretical and applied. IV Edn. Vol III. (Ed) Stoward, P.J e A.G.E. Pearse. Churchill Livingstone. Edinburgh.

Toner, P.G., 1963. The fine structure of resting and active cells in the submucosal glands of the fowl proventriculus. J. Anat., 97(4): 575-583.

Toner, P.G., 1964. The fine structure of gizzard gland cells in the domestic fowl. J. Anat., 98, 77-86.

Toner, P.G., 1966. Ultraestrutura do epitélio da moela em desenvolvimento no embrião de galinha. Z. Zellforsch. Mikrosk. Anat. 73, 220-233. citado por Ziswiler, V. e D.S. Farner. 1972. "Digestão e sistema digestivo" in Avian Biology. Vol III. (Eds) Farner D.S. e J.R. King. Imprensa académica. Nova Iorque.

Turk, D.E., 1982. The avian gastrointestinal tract and digestion. Poultry science, 61: 1225-1244.

Valsala, K.V., B. Jarplid. e H.J. Hansen, 1986. Distribuição e ultra-estrutura dos mastócitos no pato. Avian diseases, 30 (4): 653-657.

Wight, P.A.L., 1975. The occurrence of lipid in the oxyntico-peptic cells of the proventriculus of the fasting domestic fowl. J. Anat., 120: 485-494.

Yamaguchi, S., J. Yamada, N.Kitamura. e T. Yamashita, 1987. Estudo histológico e imunohistoquímico sobre a ontogenia das células endócrinas da moela de codorniz. Gegenbours-Morphologisches-Jahrbuch, 133:1, 71-78.

Yamamoto, Y., Y. Atoji. e Y. Suzuki, 1995. Arquitetura muscular e nervos imunoreactivos do tipo VIP na junção gastroduodenal da galinha. Veterinary Research communications, 19. 85-93.

Yamamoto, Y., T. Kubota, Y. Atoji. e Y. Suzuki, 1996. Structure of the perilobular sheath of the deep proventricular gland of the chicken: presence and possible role of myofibroblasts. Cell and Tissue Research, 285:1, 109-117.

Yasuma, A. e T. Itchikawa, 1953. Ninhydrin-Schiff and alloxan-Schiff staining. Journal of laboratory and clinical medicine, 41, 296. Em teoria e prática de técnicas histológicas. IV Edn. (Ed) Bancroft, J.D. e A. Stevens 1996. Churchill Livingstone. Nova Iorque.

Ziswiler, V. e D.S. Farner, 1972. "Digestão e sistema digestivo" in Biologia das aves. Vol III. (Eds) Farner D.S. e J.R. King. Academic Press. Nova Iorque.

PLACAS

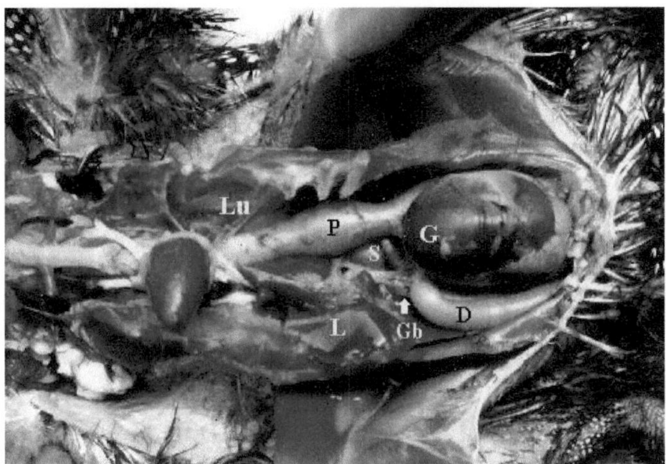

Placa 1. Fotografia de uma galinha-d'angola dissecada com 5 semanas de idade, mostrando a posição do proventrículo e da moela e a sua relação com outros órgãos.
P- Proventrículo, G- Moela, L- Fígado, Gb- Vesícula biliar, Lu- Pulmões, S- Baço, D- Duodeno

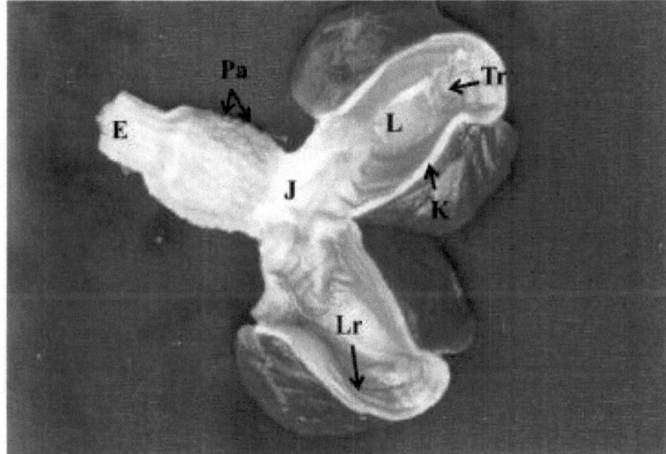

Placa 2. Fotografia do interior do proventrículo e da moela de uma galinha d'angola com 5 semanas de idade, mostrando as caraterísticas internas.
Pa- Papila do proventrículo, J- Junção proventrículo-moela, Of- Esófago, L- Lúmen da moela, K- Coilina, Lr- Crista linear, Tr- Crista transversal.

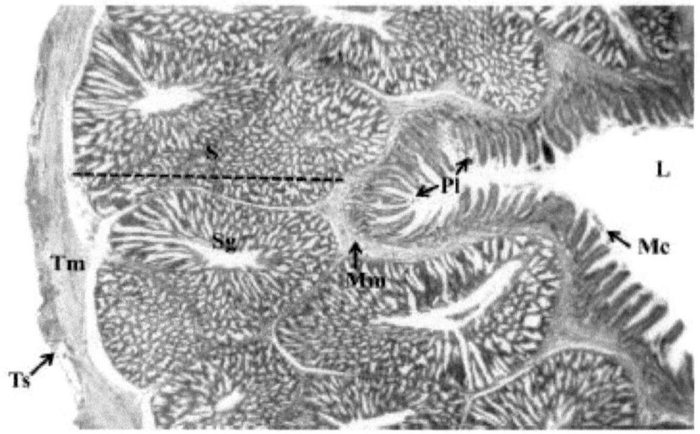

Placa 3. Fotomicrografia do proventrículo de uma galinha da Guiné com 3 semanas de idade mostrando as suas camadas
L- Lumen, Mc- Mucous coat, Pl- Plica, Mm- Muscularis mucosae, S- Submucosa, Sg- Submucosal glands, Tm- Tunica muscularis, Ts- Tunica serosa.

H & E x 40

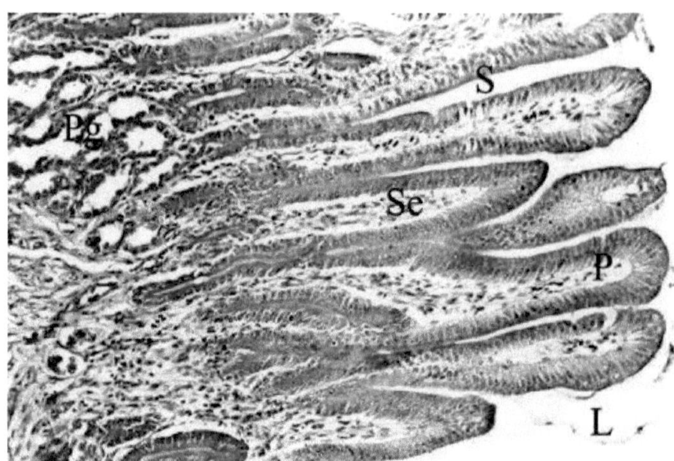

Placa 4. Fotomicrografia do proventrículo de uma galinha-d'angola com 12 semanas de idade mostrando as plicas e as glândulas proprias
P- Plica, S- sulcos, Se- Epitélio de superfície, L- Lúmen

H & E x 200

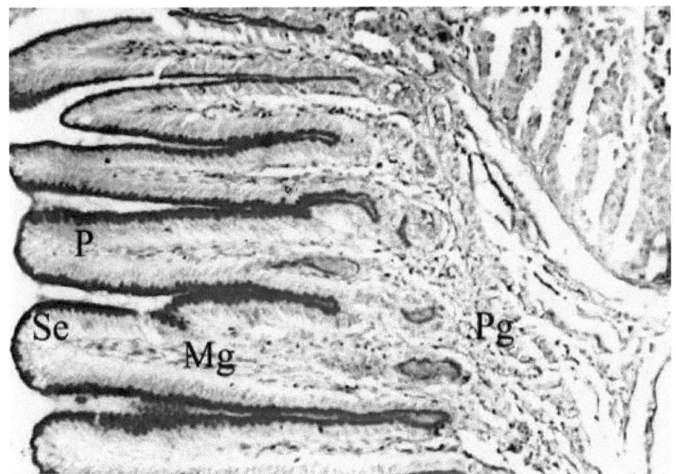

Placa 5. Fotomicrografia do proventrículo de uma galinha da Guiné com 5 semanas de idade, mostrando a reação PAS positiva no epitélio de superfície e nas glândulas propriais
P- Plica, Se- Epitélio de superfície, Mg- Grânulos de mucina, Pg - Glândulas proventriculares.

PAS x 200

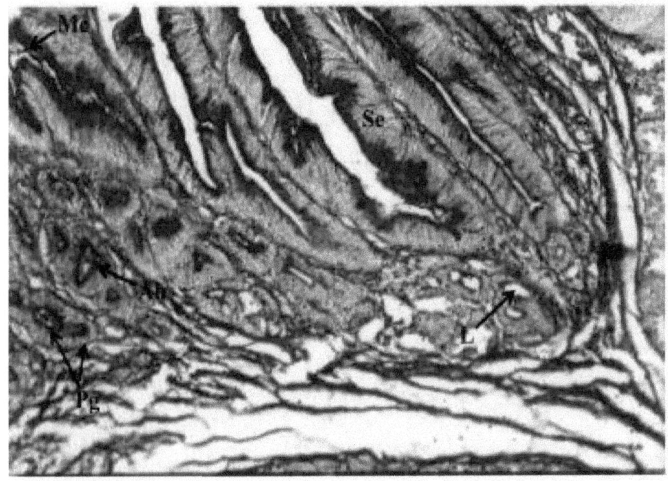

Placa 6. Fotomicrografia do proventrículo de uma galinha-d'angola com 8 semanas de idade, mostrando as glândulas plicas e as glândulas proprias para as mucinas ácidas e neutras
Mc- Mucous coat, Se- Surface epithelium, Pg- Proprial glands, Ab- Apical border, L- Lumen of proprial glands.

Técnica de Hale x 200

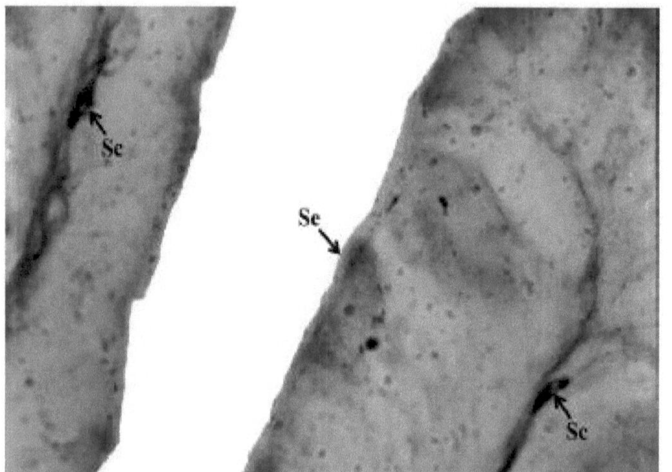

Placa 7. Fotomicrografia do proventrículo de uma galinha da Guiné com 12 semanas de idade, mostrando células endócrinas fusiformes positivas para a prata no epitélio de superfície
Sc- células endócrinas positivas para a prata, Se- epitélio de superfície

Grimelius x 1000

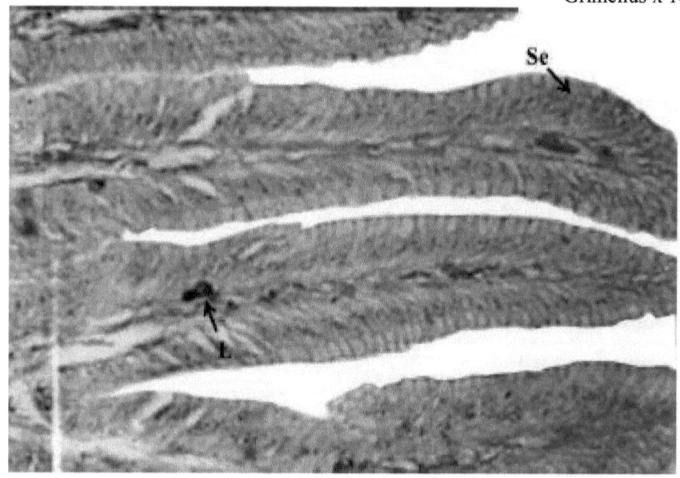

Placa 8. Fotomicrografia do proventrículo de uma galinha da Guiné com 5 semanas de idade, mostrando a célula endócrina positiva à hematoxilina de chumbo no epitélio de superfície
Se- Epitélio de superfície, L- Célula positiva para hematoxilina de chumbo

Hematoxilina de   chumbo x 400

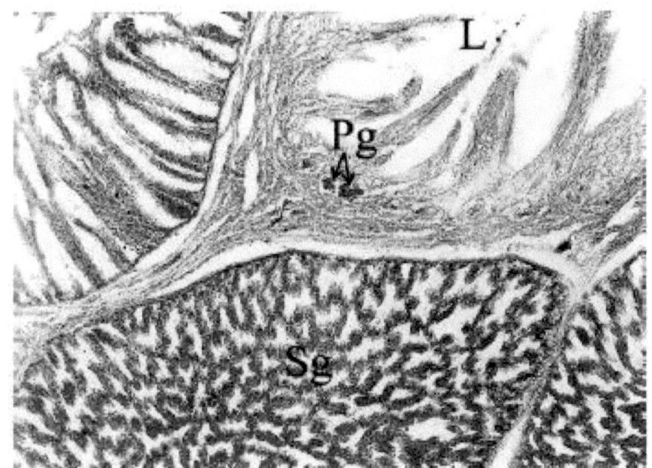

Placa 9. Fotomicrografia do proventrículo de uma galinha da Guiné com 5 semanas de idade mostrando a sua reação aos lípidos
L- lúmen, Pg- glândulas da propriedade, Sg- epitélio glandular submucoso.

Óleo vermelho "O" x 100

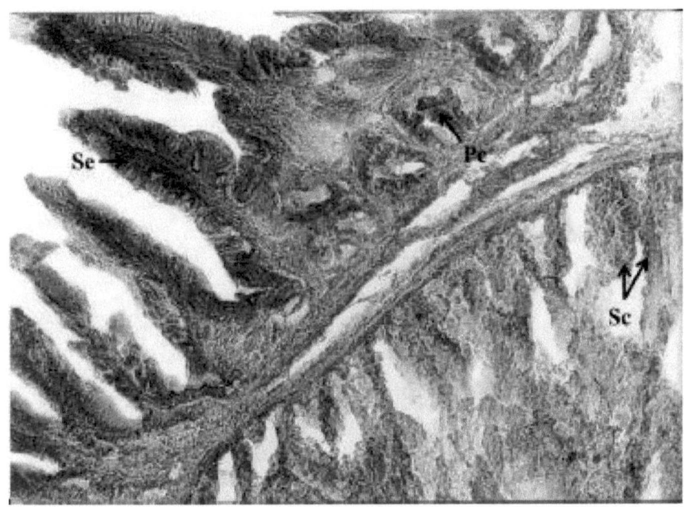

Placa 10. Fotomicrografia do proventrículo de uma galinha da Guiné com 3 semanas de idade, mostrando a atividade da fosfatase alcalina
Se- Epitélio de superfície, Pc- Célula da glândula própria, Sc- Célula da glândula submucosa.

Fosfatase alcalina de Gomori x 200

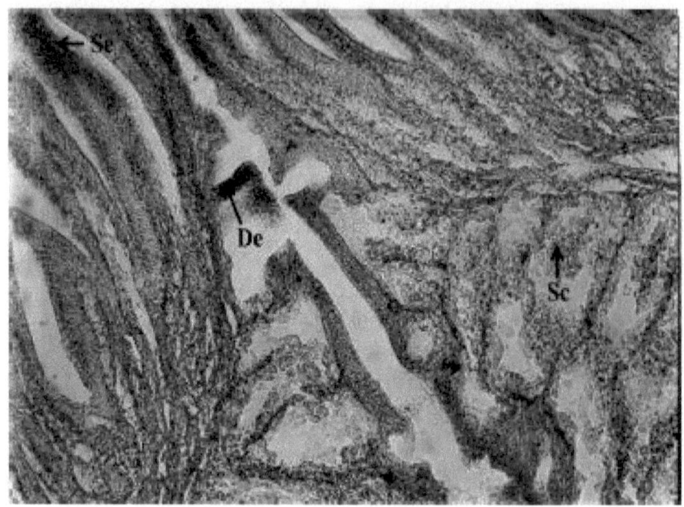

Placa 11. Fotomicrografia do proventrículo de uma galinha da Guiné com 5 semanas de idade mostrando a atividade da lipase
Se- Epitélio de superfície, De- Epitélio ductal, Sc- Células glânicas submucosas
Tween x 200

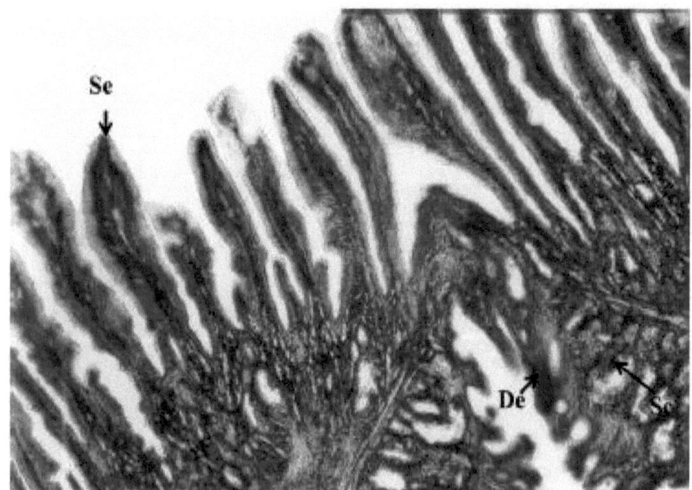

Placa 12. Fotomicrografia do proventrículo de uma galinha da Guiné com 8 semanas de idade, mostrando a atividade da fosfatase ácida
Se- Epitélio de superfície, Pc- Célula da glândula própria, Sc- Célula da glândula submucosa, De- Epitélio ductal

Fosfatase ácida de Gomori x 100

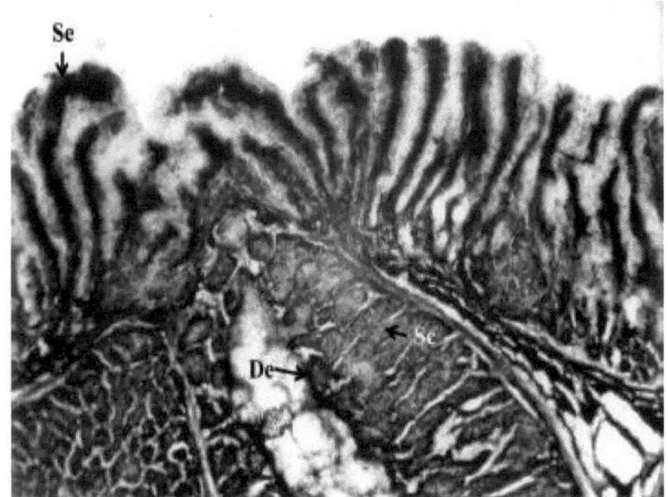

Placa 13. Fotomicrografia do proventrículo de uma galinha da Guiné com 3 semanas de idade mostrando a atividade da adenosina trifosfatase
Se- Epitélio de superfície, Pc- Células da glândula própria, Sc- Células da glândula submucosa, De- Epitélio ductal

Atividade da adenosina trifosfatase x 100

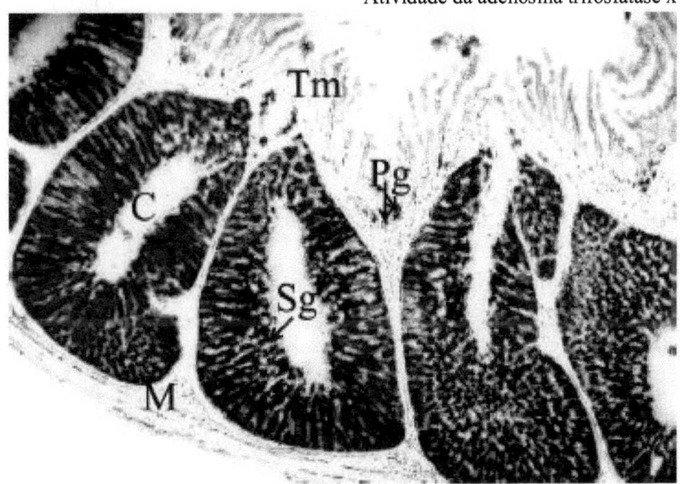

Placa 14. Fotomicrografia do proventrículo de uma galinha da Guiné com 3 semanas de idade, mostrando a atividade da desidrogenase succínica
Tm- Túnica mucosa, Pg- Glândulas proprietárias, Sg - glândulas submucosas, M- Túnica muscular, C- Cavidade central.

Atividade da desidrogenase succínica x 40

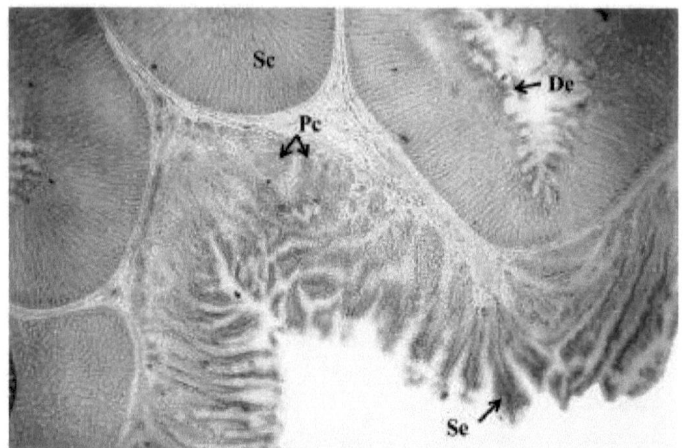

Placa 15. Fotomicrografia do proventrículo de uma galinha da Guiné com 8 semanas de idade mostrando a atividade da anidrase carbónica
Se- Epitélio de superfície, Pc- Células da glândula própria, Sc- Células da glândula submucosa, De- Epitélio ductal

Atividade da anidrase carbónica x 40

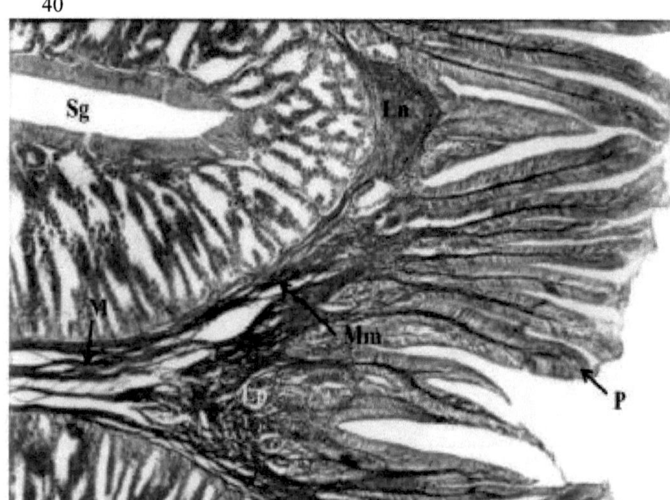

Placa 16. Fotomicrografia do proventrículo de uma galinha da Guiné com 12 semanas de idade, mostrando a distribuição das fibras de colagénio e das fibras musculares na lâmina própria e na submucosa
C- Fibras de colagénio, P- Plica, Lp- Lamina propria, Mm- Muscularis mucosae, M- Fibras musculares, Sg- Glândulas submucosas, Ln- Nódulos linfóides.

Tricrómio de Masson x 100

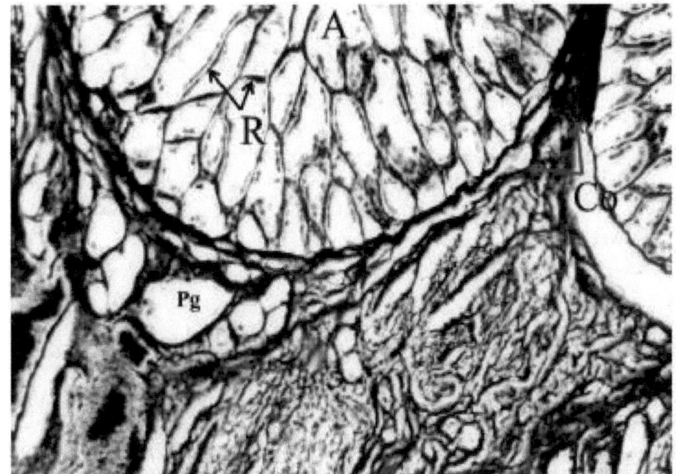

Placa 17. Fotomicrografia do proventrículo de uma galinha da Guiné com 5 semanas de idade mostrando a distribuição das fibras reticulares
R- fibras reticulares, Co- fibras de colagénio, A- alvéolos das glândulas submucosas.

Método de Gomori x 200

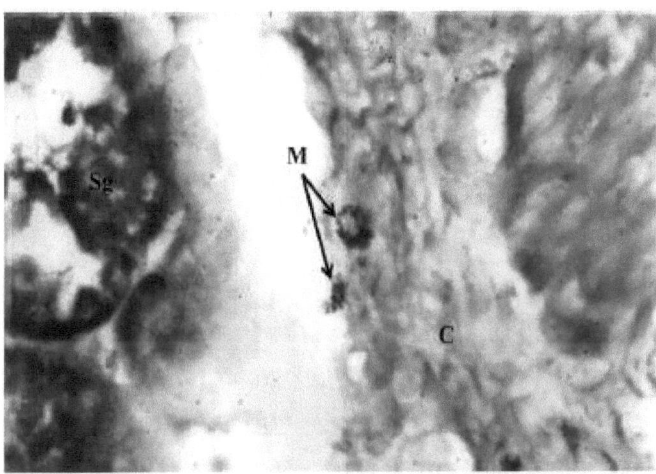

Placa 18. Fotomicrografia do proventrículo de uma galinha da Guiné com 8 semanas de idade mostrando os mastócitos no tecido conjuntivo interlobular das glândulas submucosas
M- Mastócito, C- Tecido conjuntivo, Sg- Glândula submucosa

Método de Unna x 1000

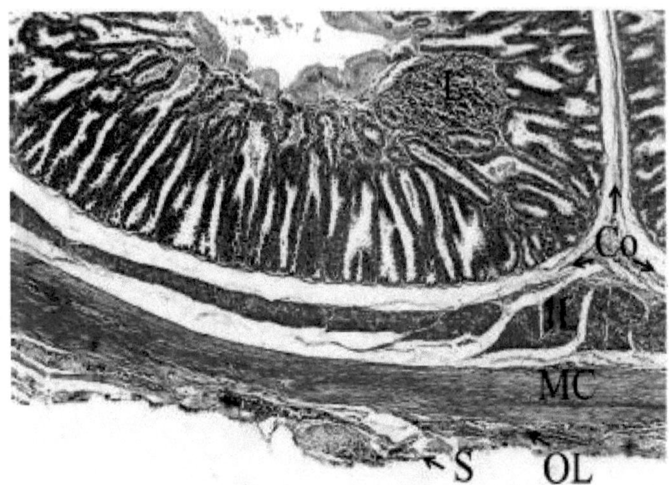

Placa 19. Fotomicrografia do proventrículo de uma galinha da Guiné com 8 semanas de idade mostrando agregação linfoide nas glândulas submucosas
L- Agregado linfoide, Co- Fibras de colagénio, IL- Longitudinal interno, MC- Circular médio, OL- Camadas longitudinais externas de músculo liso, S- Túnica serosa.

Tricrómio de Masson x 200

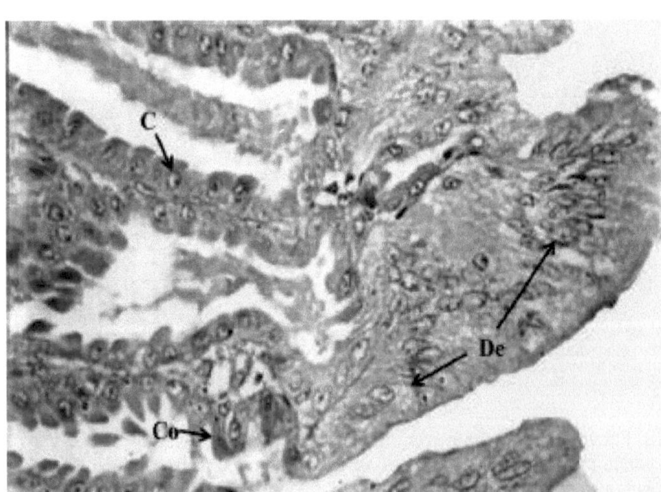

Placa 20. Fotomicrografia do proventrículo de uma galinha-d'angola com 3 semanas de idade, mostrando as células glandulares submucosas e o epitélio ductular
C- células cuboidais das glândulas submucosas, Co- células colunares, De- epitélio ductal

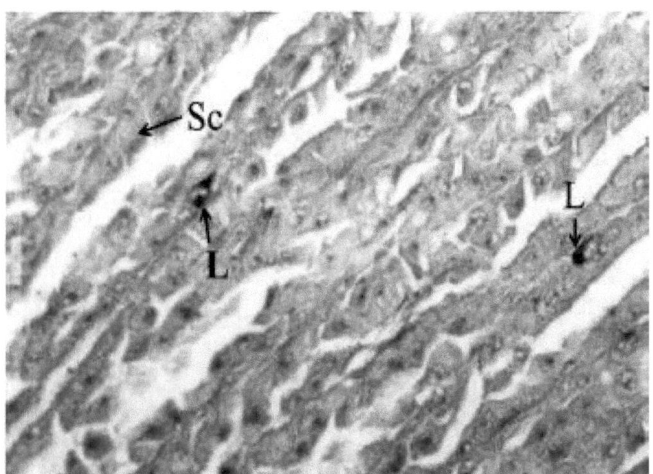

Placa 21. Fotomicrografia do proventrículo de uma pintada com 5 semanas de idade mostrando células endócrinas positivas para hematoxilina de chumbo entre as células da glândula submucosa
Sc- Células glandulares submucosas, L- Célula positiva para hematoxilina de chumbo.

Hematoxilina de   chumbo x 630

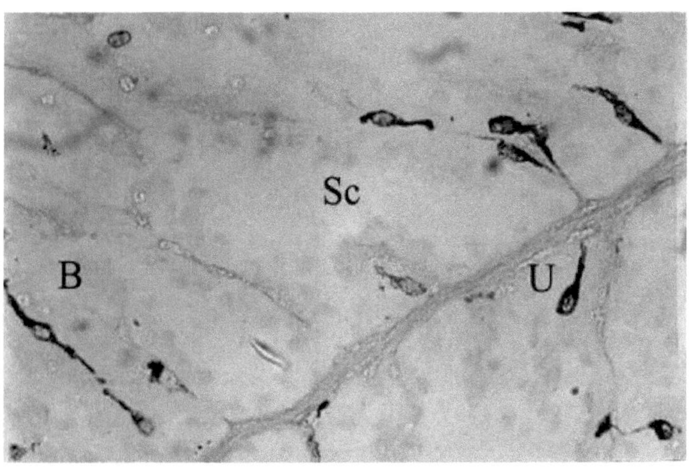

Placa 22. Fotomicrografia do proventrículo de uma galinha da Guiné com 5 semanas de idade mostrando células positivas para a prata (L.S)
Sc- Célula da glândula submucosa, U- Células unipolares, B- Células bipolares

Grimelius x 630

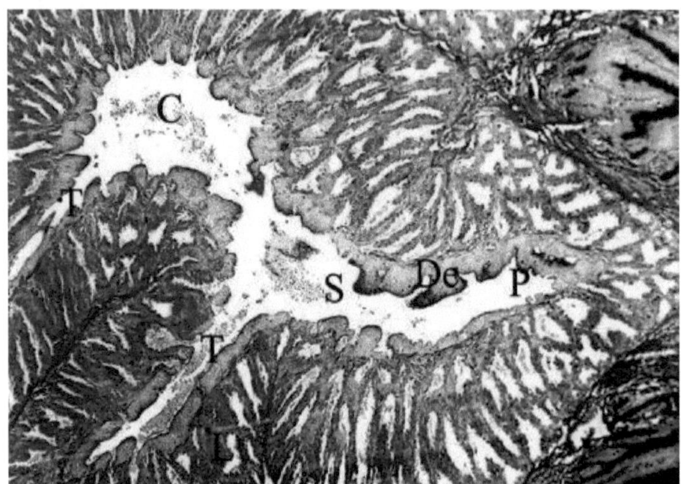

Placa 23. Fotomicrografia do proventrículo de uma galinha da Guiné com uma semana de idade mostrando os ductos das glândulas submucosas
T- Ducto terciário, C- Cavidade central, S- Ducto secundário, P- Ducto primário, Dc- Células ductais.

Técnica de Hale x 100

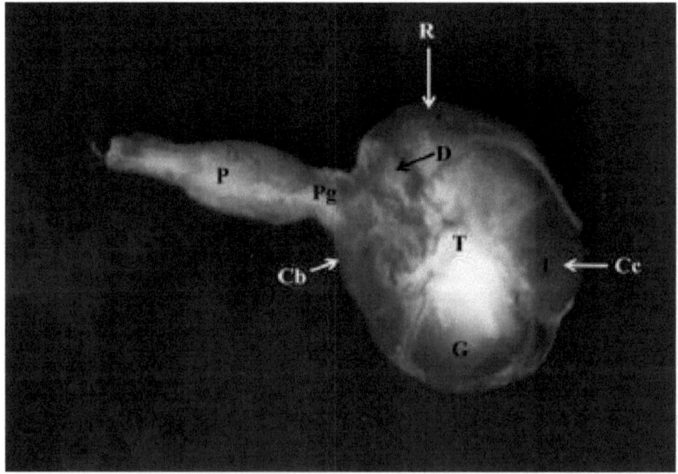

Placa 24. Fotomicrografia do proventrículo e da moela de uma galinha-d'angola com 5 semanas de idade, mostrando as caraterísticas externas
P- Proventrículo, G- Moela, PG- Junção proventrículo-moela, T- Tendão, Cb- Saco cego craniano, Cc- Saco cego caudal, R- Cristas dos músculos latrais, I- Músculo intermédio, D- Abertura duodenal.

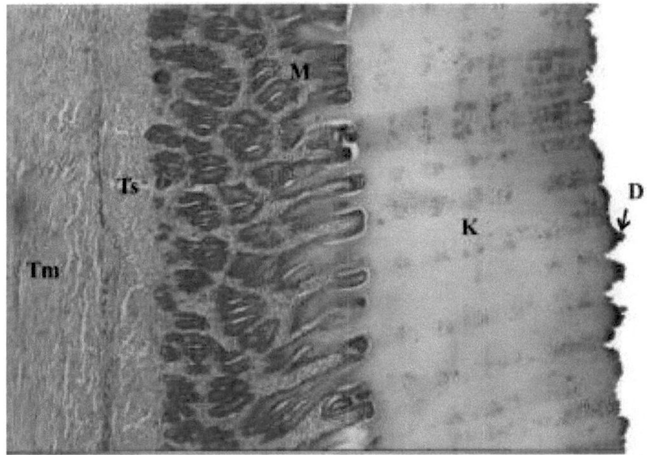

Placa 25. Fotomicrografia da moela de uma galinha da Guiné com uma semana de idade, mostrando as suas camadas
K- Koilin, D- Processo dentado, T- Túnica mucosa, G- Glândulas da lâmina própria, Ts- Túnica submucosa, Tm- Túnica muscular

H & E x 100

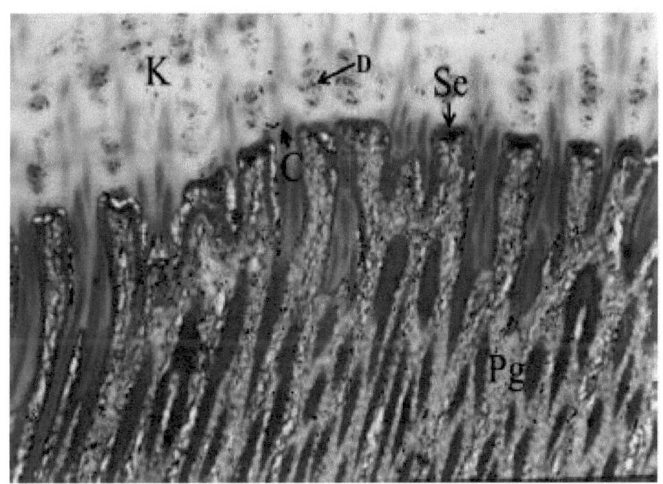

Placa 26. Fotomicrografia da moela de uma galinha da Guiné com 8 semanas de idade, mostrando uma reação positiva de ácido periódico de Schiff
K- Koilin, Se- Epitélio de superfície, C- Criptas, Pg- Glândulas proventriculares, D- Detritos celulares

PAS x 200

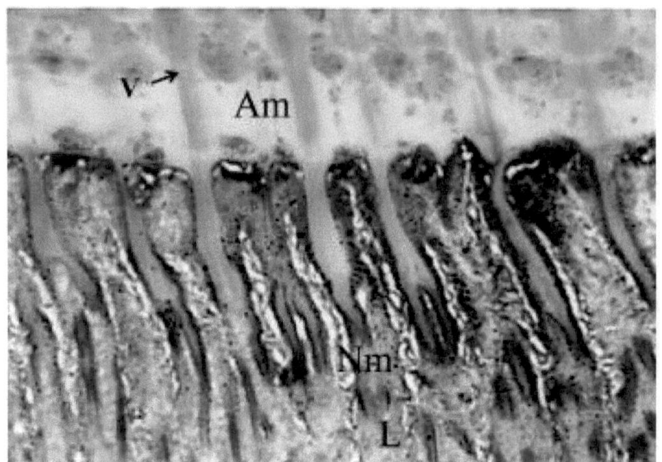

Placa 27. Fotomicrografia da moela de uma galinha d'angola com 8 semanas de idade, mostrando a reação à mucina ácida e neutra
Am- Mucina ácida, Nm- Mucina neutra, L- Lúmen das glândulas proprias, V- Hastes verticais

Técnica de Hale x 200

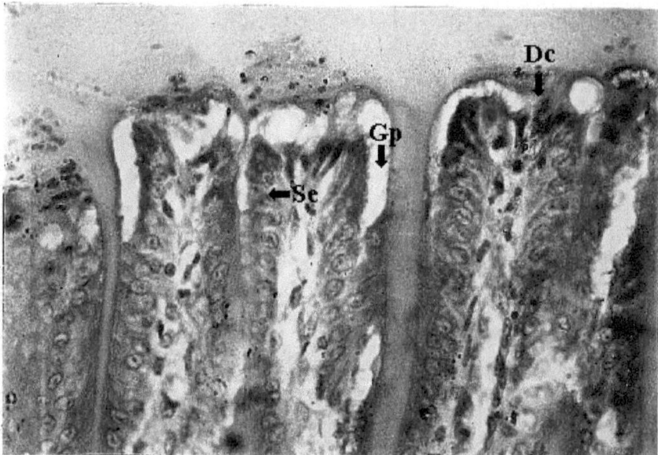

Placa 28. Fotomicrografia da moela de uma galinha d'angola com 5 semanas de idade mostrando o epitélio de superfície
Se- Epitélio de superfície, Dc- Células descamantes, Gp- Fossas gástricas.

H & E x 360

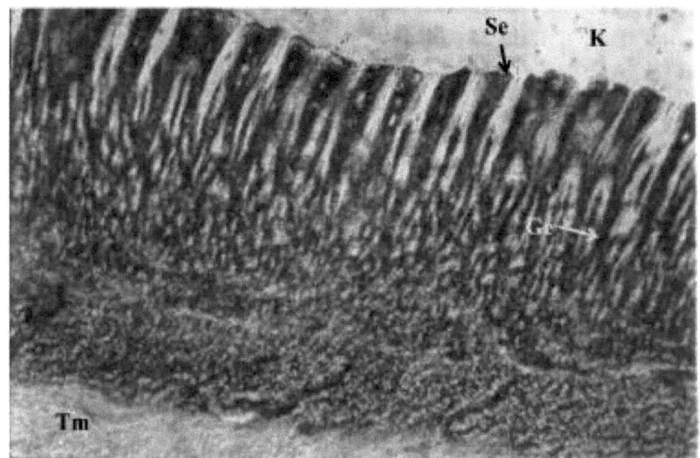

Placa 29. Fotomicrografia da moela de uma galinha da Guiné com 8 semanas de idade, mostrando a atividade da fosfatase ácida
K- Koilin, Se- Epitélio de superfície, Ge- Epitélio glandular, Tm- Túnica muscular
Fosfatase ácida de Gomori x 100

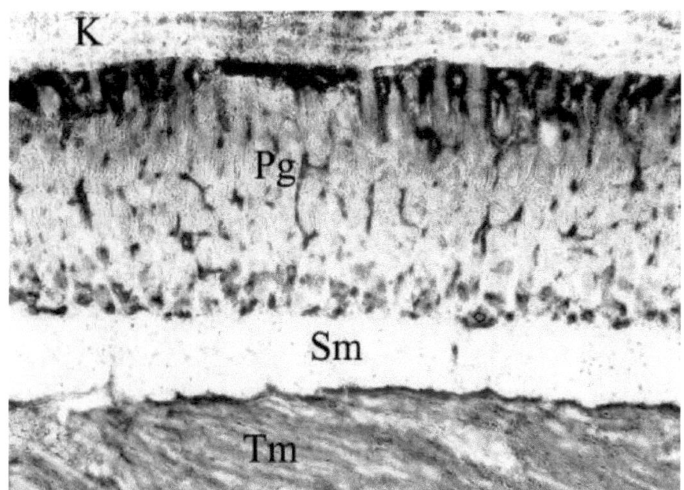

Placa 30. Fotomicrografia da moela de uma galinha da Guiné com 3 semanas de idade, mostrando a atividade da adenosina trifosfatase
K- Koilin, Pg- Glândulas proventriculares, Sm- Túnica submucosa, Tm- Túnica muscular

Atividade da adenosina trifosfatase x 100

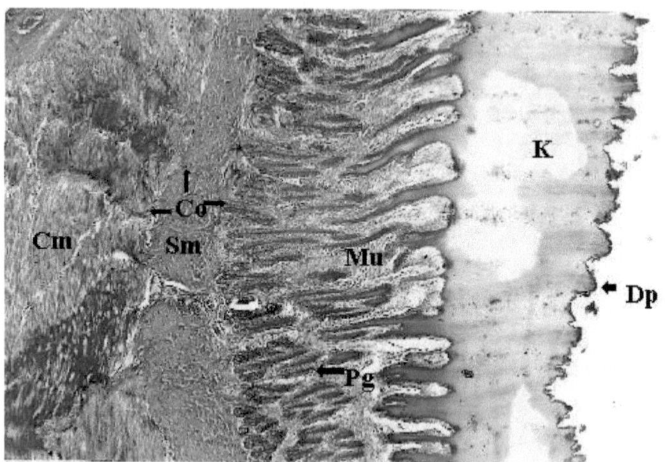

Placa 31. Fotomicrografia da moela de uma galinha da Guiné com 8 semanas de idade, mostrando a distribuição e a extensão das fibras de colagénio
Co- Fibras de colagénio, Sm- Submucosa, K- Coilin, D- Processo dentado, Mu- Mucosa, Pg- Glândulas proprietárias, Cm- Camada muscular circular.

Tricrómio de Masson x 100

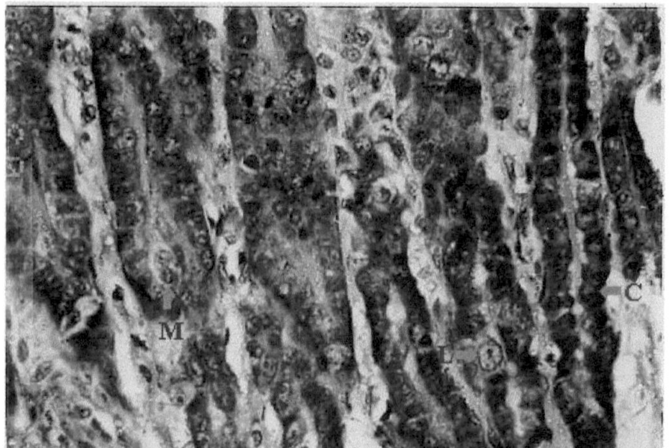

Placa 32. Fotomicrografia da moela de uma galinha d'angola com uma semana de idade mostrando as glândulas
M- Figura mitótica, L- Células grandes no fundo do olho, C- Células cuboidais.

H & E x 630

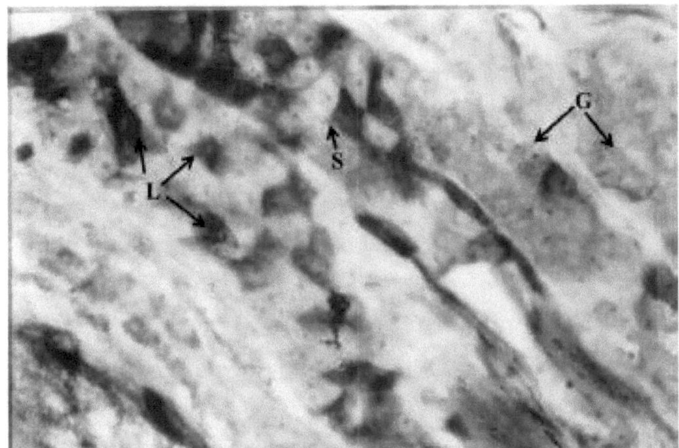

Placa 33. Fotomicrografia da moela de uma galinha-d'angola com 12 semanas de idade mostrando células positivas à hematoxilina de chumbo nas glândulas mais profundas da lâmina própria

L- Células endócrinas positivas para hematoxilina   de chumbo, S- Forma estrelada de células positivas para LH, G- Células da glândula.

Hematoxilina   com chumbo x 1000

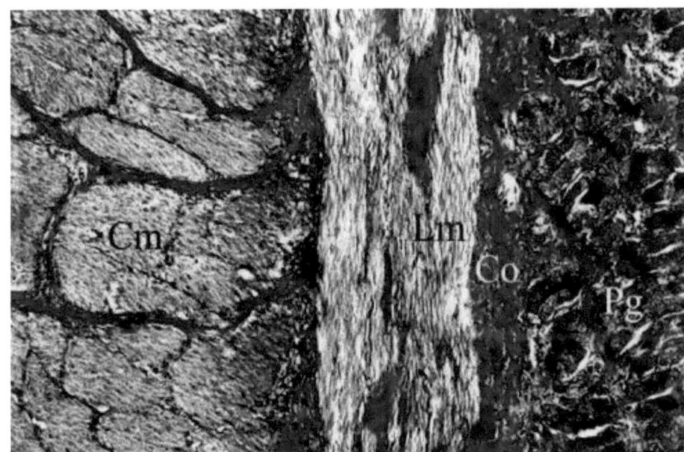

Placa 34. Fotomicrografia do saco cego de uma galinha d'angola com 12 semanas de idade Co- Fibras de colagénio, Pg- Glândulas da propriedade, Lm- Camada muscular longitudinal, Cm- Camada muscular circular.

PTAH x 400

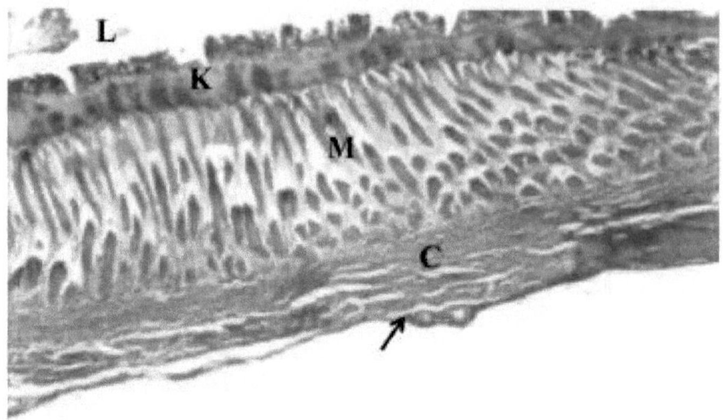

Placa 35. Fotomicrografia da moela de uma galinha-d'angola com um dia de idade, mostrando a ausência completa da túnica muscular no tendão
C- Fibras de colagénio

Tricrómio de Masson x 10

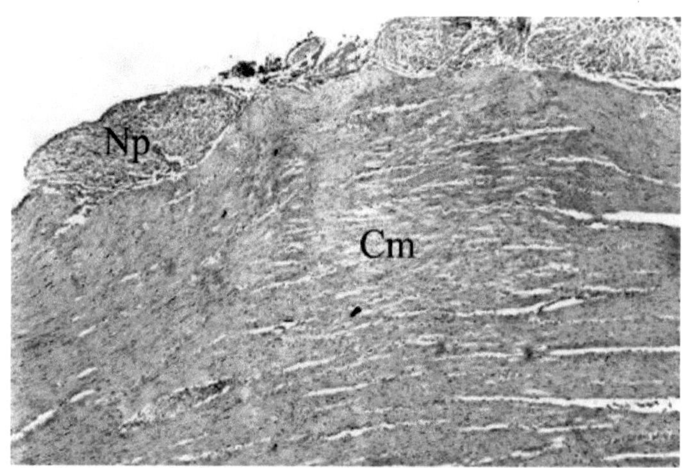

Placa 36. Fotomicrografia da moela de uma galinha d'angola com uma semana de idade mostrando um grande plexo nervoso na periferia da túnica muscular
Np- Plexo nervoso, Cm- Camada muscular circular

H & E x 200

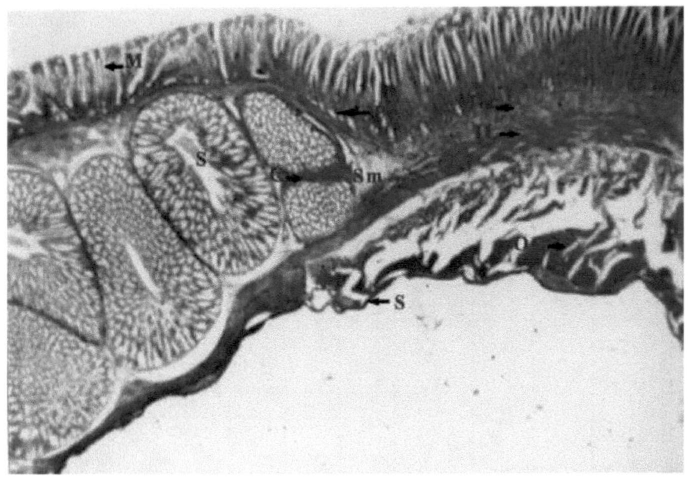

Placa 37. Fotomicrografia da junção proventrículo-moela de uma galinha da Guiné com uma semana de idade

M- Mucosa, Pg- Glândulas proprioceptivas, Mm- Muscularis mucosa, S- Glândulas submucosas, Sm- Submucosa, C- Fibras de colagénio, IL- Longitudinal interna, O- Camada muscular circular externa, S- Serosa.

Tricrómio de Masson x 40

Quadro - I

Peso corporal, peso relativo e parâmetros morfométricos grosseiros do proventrículo em galinhas-d'angola de diferentes grupos etários.

Grupo etário	Peso corporal em gms Média±S.E	Proventrículo					
		Peso em gms Média±S.E	Peso relativo (%)	Comprimento em cms Média±S.E	Diâmetro em cms		
					Craniano Média±S.E	Médio Média± S.E	Caudal Média ± S.E
Com um dia	26.21±0.42	0.28±0.01	1.068	1.42±0.05	0.29±0.01	0.56±0.02	0.45±0.02
Uma semana	41.00±4.00	0.44±0.05	1.073	1.62±0.07	0.29±0.01	0.71±0.02	0.53±0.02
Três semanas	130.17±4.89	1.17±0.09	0.9	2.27±0.05	0.38±0.01	0.85±0.04	0.69±0.02
Cinco semanas	251.67±6.4	1.18±0.03	0.47	2.43±0.04	0.39±0.01	0.91±0.03	0.65±0.02
Oito semanas	630.83±6.1	2.13±0.15	0.34	2.93±0.10	0.55±0.02	1.02±0.06	0.70±0.03
Doze semanas	715.00±9.9	2.91±0.06	0.40	3.42±0.08	0.56±0.02	1.23±0.04	0.78±0.03

Quadro - II

Altura das placas e espessura da túnica mucosa, da túnica submucosa e da túnica muscular do proventrículo na Guiné

aves de capoeira de diferentes grupos etários.

Grupo etário	Altura das plicas (µm)		Túnica mucosa em µm Média ± S.E.	Túnica submucosa em µm Média ± S.E.	Tunica muscularis em (µm)			
	Curto Média ± S.E	Alto Média ± S.E			Camada interior Média ± S.E	Camada intermédia Média ± S.E	Camada exterior Média ± S.E	Espessura total Média ± S.E
Dia antigo	62.3 ± 1.8	205.4 ± 5.2	272.4 ± 5.3	702.4 ± 6.5	24.8 ± 1.2	34.8 ± 0.7	5.8 ± 0.2	65.3 ± 1.9
Uma semana	83.5 ± 1.7	256.2 ± 5.4	325.0 ± 6.0	1422.0 ± 8.7	27.9 ± 0.9	61.2 ± 1.3	8.1 ± 0.3	97.2 ± 2.3
Três semanas	123.0 ± 2.5	357.0 ± 8.2	422.3 ± 5.0	1612.3 ± 11.0	33.5 ± 0.6	76.7 ± 1.2	11.0 ± 0.3	121.4 ± 1.6
Cinco semanas	151.8 ± 3.4	413.0 ± 2.7	477.2 ± 7.6	1717.5 ± 11.7	50.0 ± 0.8	95.4 ± 1.9	11.9 ± 0.4	157.1 ± 2.4
Oito semanas	177.4 ± 3.4	462.5 ± 10	609.2 ± 8.5	2268.7 ± 14.6	54.2 ± 1.6	115.7 ± 2.1	13.1 ± 0.4	183.2 ± 3.8
Doze semanas	238.9 ± 4.2	525.8 ± 5.4	703.7 ± 4.7	2419.8 ± 8.8	79.7 ± 1.4	129.9 ± 2.2	15.4 ± 0.3	225.0 ± 2.5

Quadro - III

Peso corporal, peso relativo e parâmetros morfométricos brutos da moela em galinhas da Guiné de diferentes grupos etários.

Grupo etário	Peso corporal em gms Média±S.E	Moela				
		Peso em gms Média ± S.E	Peso relativo (%)	Comprimento em cms Média ± S.E	Altura em cms Média ± S.E	Espessura em cms Média ± S.E
Com um dia	26.21±0.42	1.57±0.06	5.99	1.74±0.042	1.88±0.04	0.98±0.03
Uma semana	41.00±4.00	3.66±0.34	8.93	2.12±0.08	2.17±0.07	1.28±0.04
Três semanas	130.17±4.89	8.13±0.31	6.25	2.92±0.11	2.61±0.06	1.57±0.03
Cinco semanas	251.67±6.4	11.27±1.17	4.48	3.22±0.054	3.3±0.13	1.87±0.05
Oito semanas	630.83±6.1	18.9±0.52	3.0	3.86±0.076	3.92±0.07	2.13±0.03
Doze semanas	715.00±9.9	20.93±0.345	2.93	3.85±0.057	4.1±0.047	2.42±0.04

Quadro - IV

Espessura da Koilin, da túnica mucosa e da túnica submucosa da moela em galinhas-d'angola de diferentes grupos etários.

Grupo etário	Espessura em µm		
	koilin Média±S.E	Túnica mucosa Média±S.E	Túnica submucosa Média±S.E
Dia antigo	209.7±6.1	342.5±6.7	77.4±1.4
Uma semana	283.7±7.5	373.6±8.2	86.9±4.1
Três semanas	312.9±5.4	383.5±6.6	97.9±3.4
Cinco semanas	328.6±4.5	420.2±5.9	127.7±3.6
Oito semanas	346.3±4.6	433.7±7.7	147.2±2.9
Doze semanas	372.3±4.0	446.4±4.1	152.3±3.0

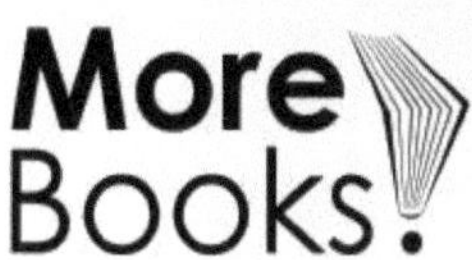

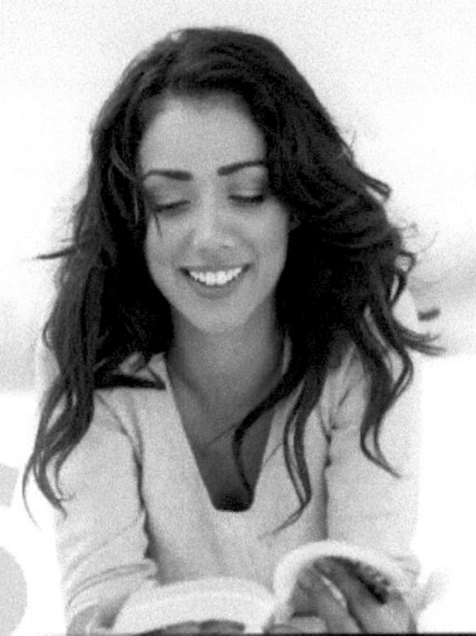

I want morebooks!

Buy your books fast and straightforward online - at one of world's fastest growing online book stores! Environmentally sound due to Print-on-Demand technologies.

Buy your books online at
www.morebooks.shop

Compre os seus livros mais rápido e diretamente na internet, em uma das livrarias on-line com o maior crescimento no mundo! Produção que protege o meio ambiente através das tecnologias de impressão sob demanda.

Compre os seus livros on-line em
www.morebooks.shop

info@omniscriptum.com
www.omniscriptum.com

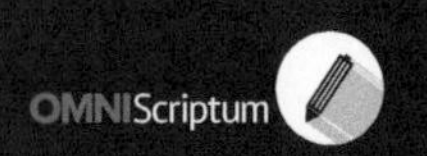

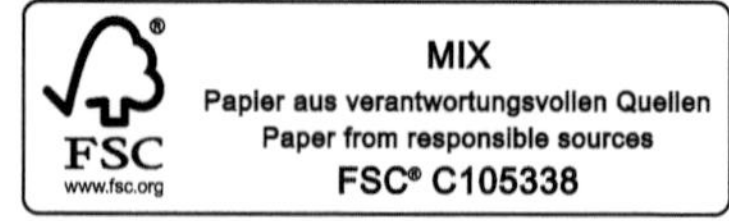

Printed by Books on Demand GmbH, Norderstedt / Germany